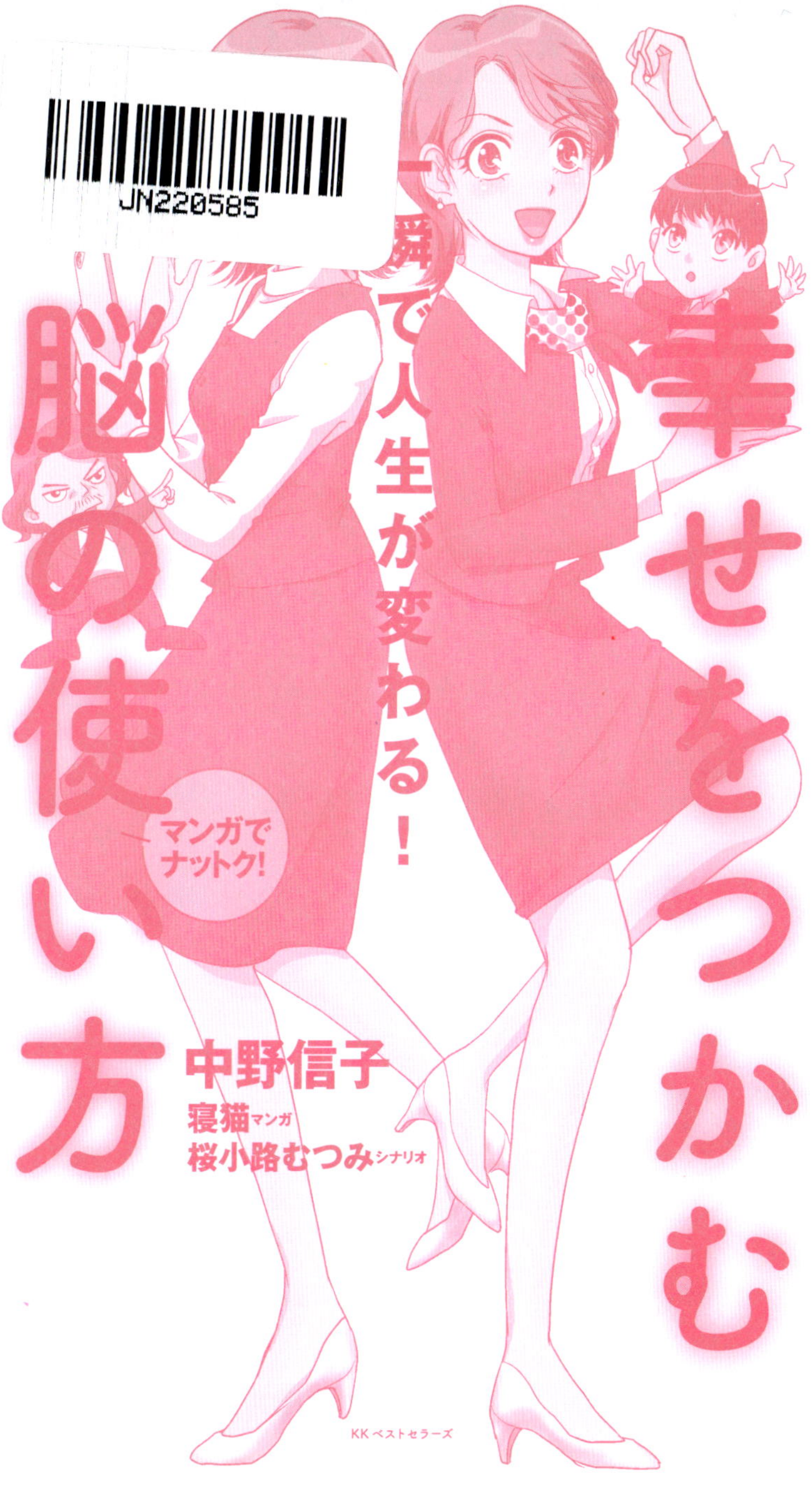

一瞬で人生が変わる！

幸せをつかむ脳の使い方

マンガでナットク!

中野信子
寝猫 マンガ
桜小路むつみ シナリオ

KKベストセラーズ

目次

第2章 脳に騙されるな！ ～錯覚のメカニズム

第3章 脳は勝手に妄想をつくり出す!?

第4章 男と女の脳は別物！

エピローグ 脳はどこまでコントロールできる？……181

プロローグ

脳をコントロールできる自分になろう！

人間にとって、もっとも大事な器官である脳。でも、実は意外と厄介な存在でもあります。自分でも気づかぬうちに、脳は勝手にいろいろな判断をし、騙したり騙されたりしているからです。そんな脳を、どのようにコントロールできれば幸せになれるのか――。

みなさんも、本書のマンガの主人公・渚さんと一緒に「正しい脳の使い方」を学んでみませんか？

「才能がない」「とりえがない」と自分をあきらめていた私のもとに、ある日、突然、思いがけないアドバイザーが現れて――

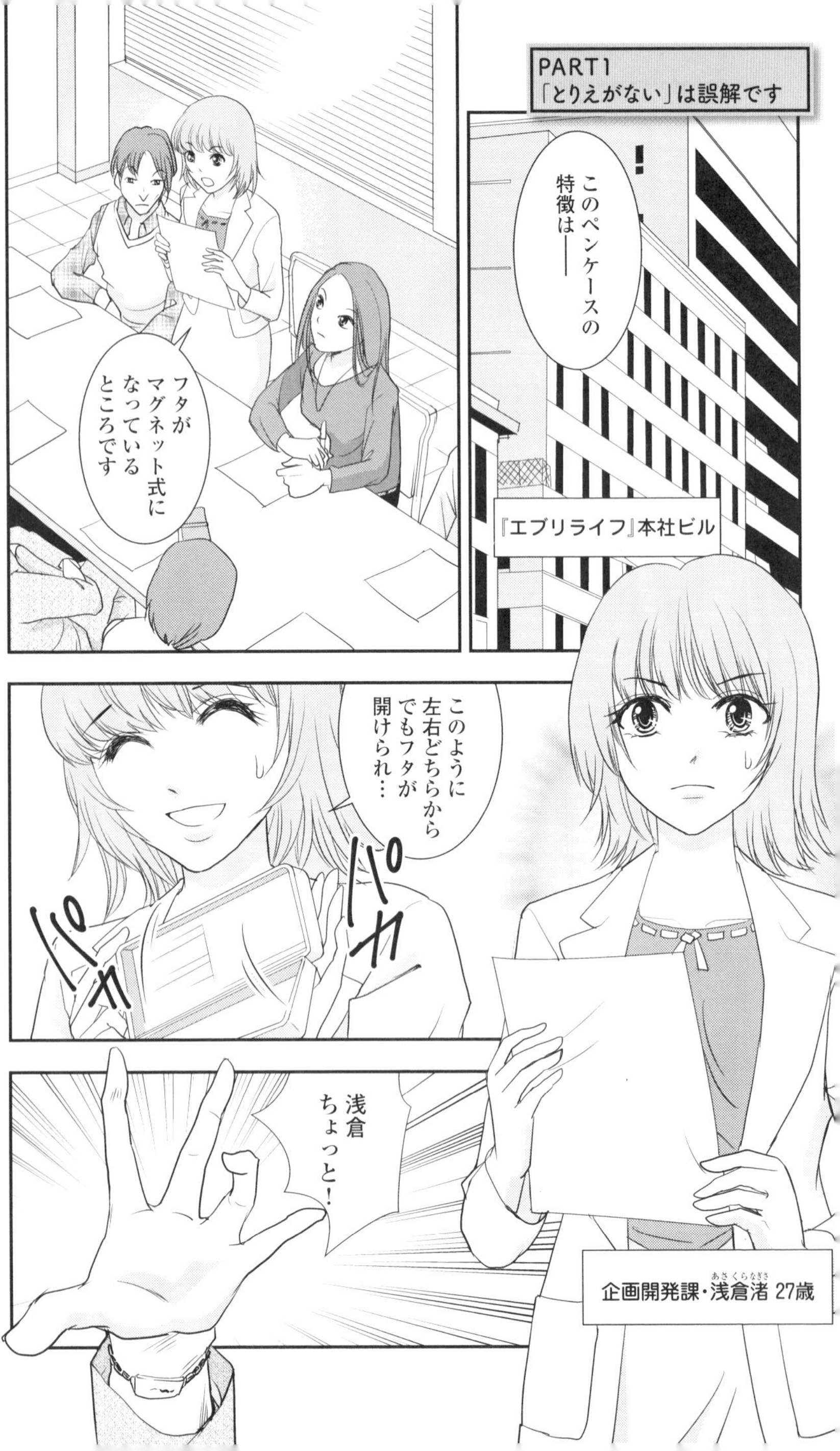
PART1
「とりえがない」は誤解です
このペンケースの特徴は——
『エブリライフ』本社ビル
フタがマグネット式になっているところです
このように左右どちらからでもフタが開けられ…
パカ
パカ
企画開発課・浅倉渚《あさくらなぎさ》 27歳
浅倉ちょっと!

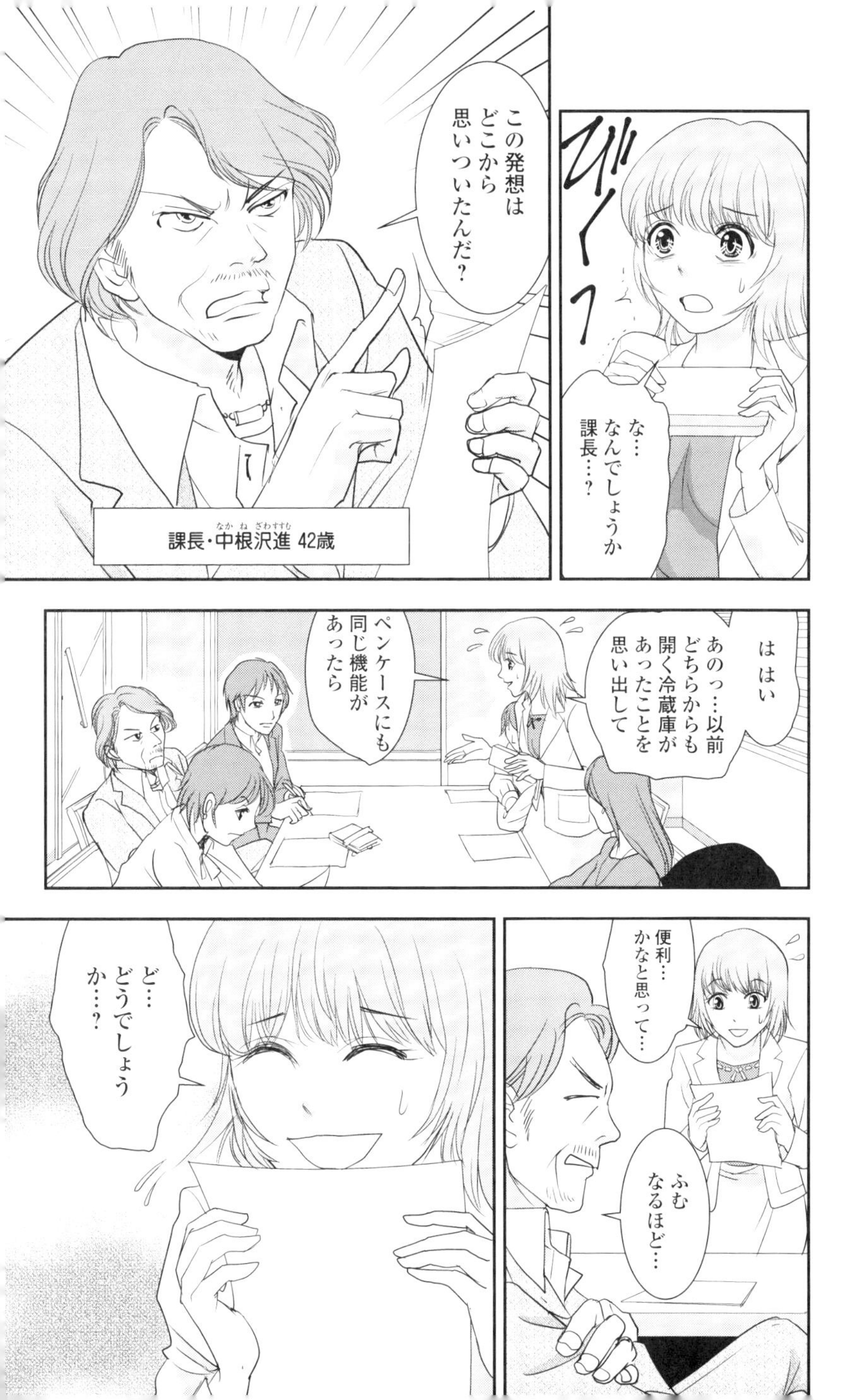
びくっ
な…なんでしょうか課長…?
この発想はどこから思いついたんだ?
課長・中《なか》根《ね》沢《ざわ》進《すすむ》 42歳
ははい
あのっ…以前どちらからも開く冷蔵庫があったことを思い出して
ペンケースにも同じ機能があったら
便利…かなと思って…
ふむ なるほど…
ど…どうでしょうか…?

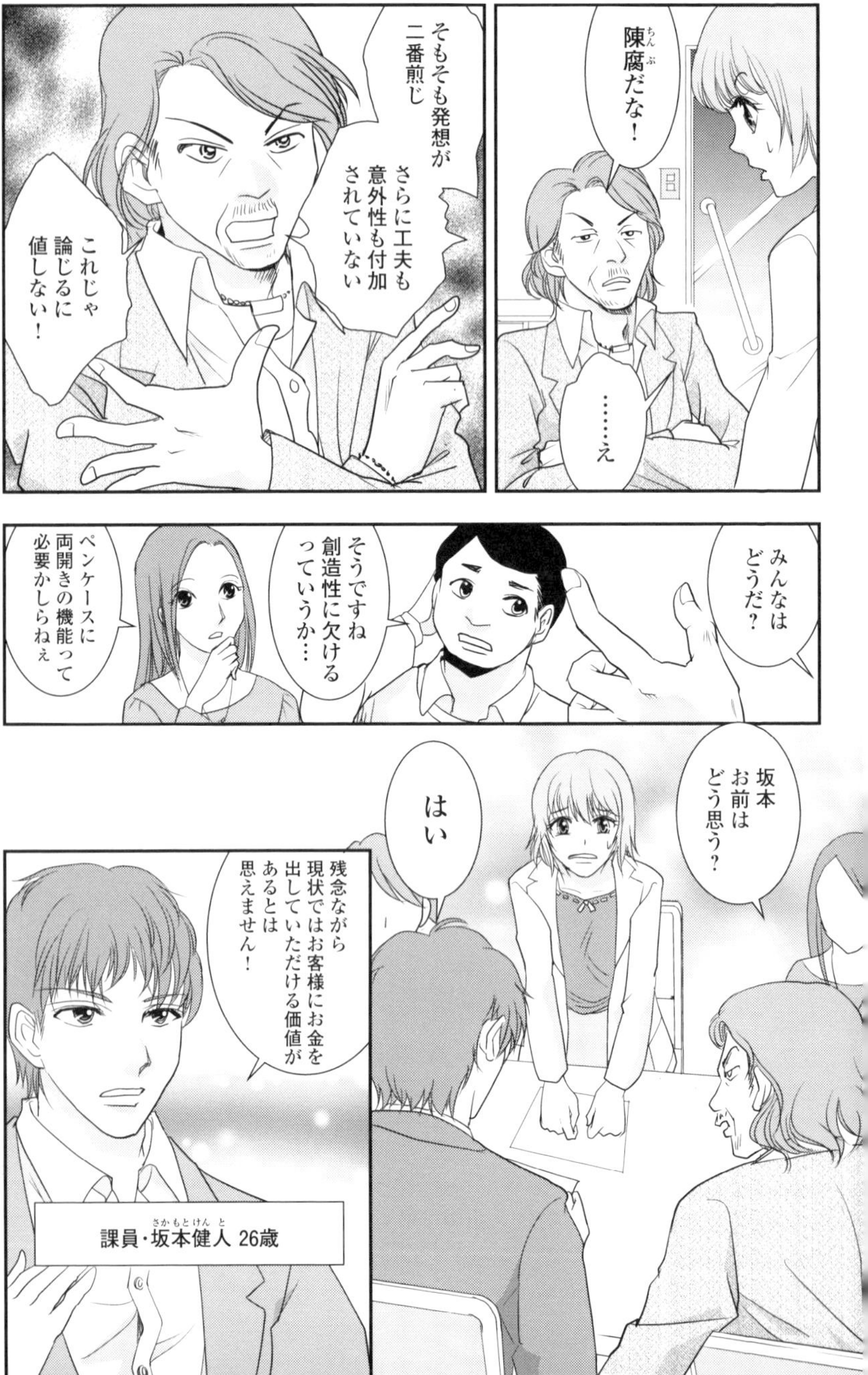
陳腐《ちんぷ》だな！
……え
そもそも発想が二番煎じ
さらに工夫も意外性も付加されていない
これじゃ論じるに値しない！
みんなはどうだ？
そうですね創造性に欠けるっていうか…
ペンケースに両開きの機能って必要かしらねぇ
坂本お前はどう思う？
はい
残念ながら現状ではお客様にお金を出していただける価値があるとは思えません！
課員・坂本健人《さかもとけんと》 26歳

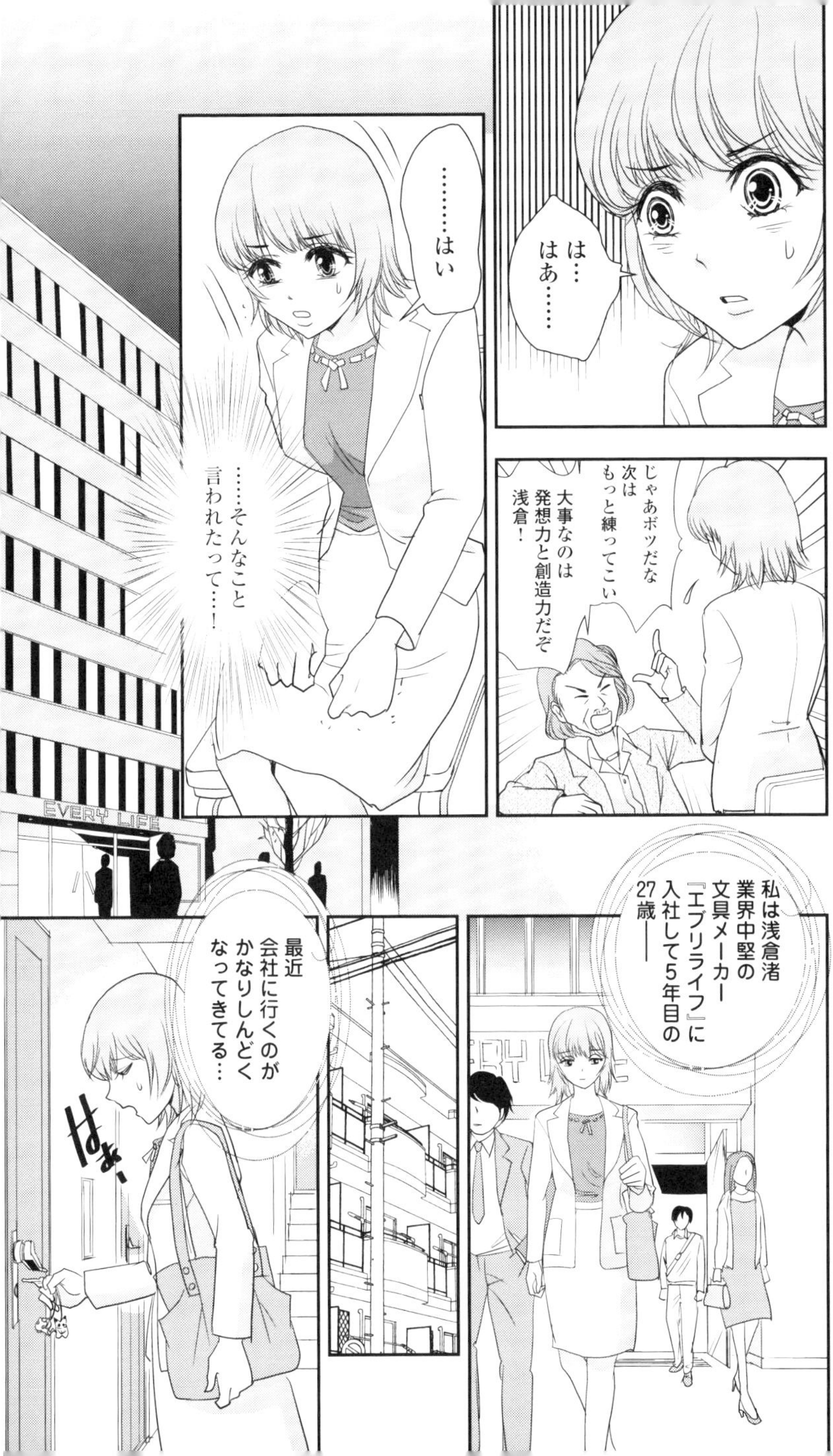
は…
はあ……
……はい
じゃあボツだな
次はもっと練ってこい
大事なのは発想力と創造力だぞ
浅倉！
……そんなこと
言われたって…！
EVERY LIFE
私は浅倉渚
業界中堅の
文具メーカー
『エブリライフ』に
入社して5年目の
27歳――
最近
会社に行くのが
かなりしんどく
なってきてる…
はぁ、

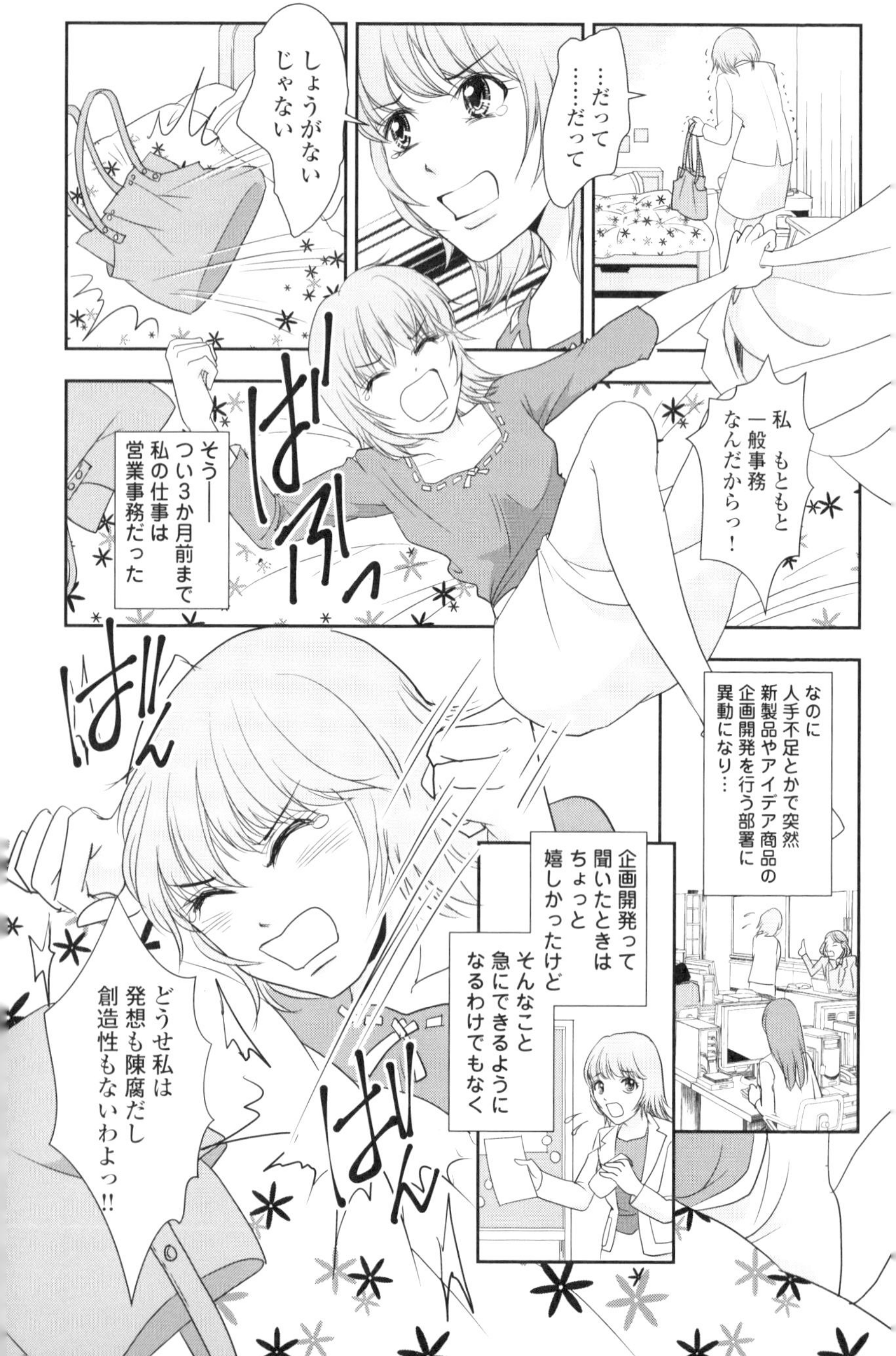

……だって ……だって
しょうがない じゃない
私 もともと 一般事務 なんだからっ！
そう―― つい3か月前まで 私の仕事は 営業事務だった
なのに 人手不足とかで突然 新製品やアイデア商品の 企画開発を行う部署に 異動になり…
企画開発って 聞いたときは ちょっと 嬉しかったけど
そんなこと 急にできるように なるわけでもなく
ばん
どうせ私は 発想も陳腐だし 創造性もないわよっ!!
ばん

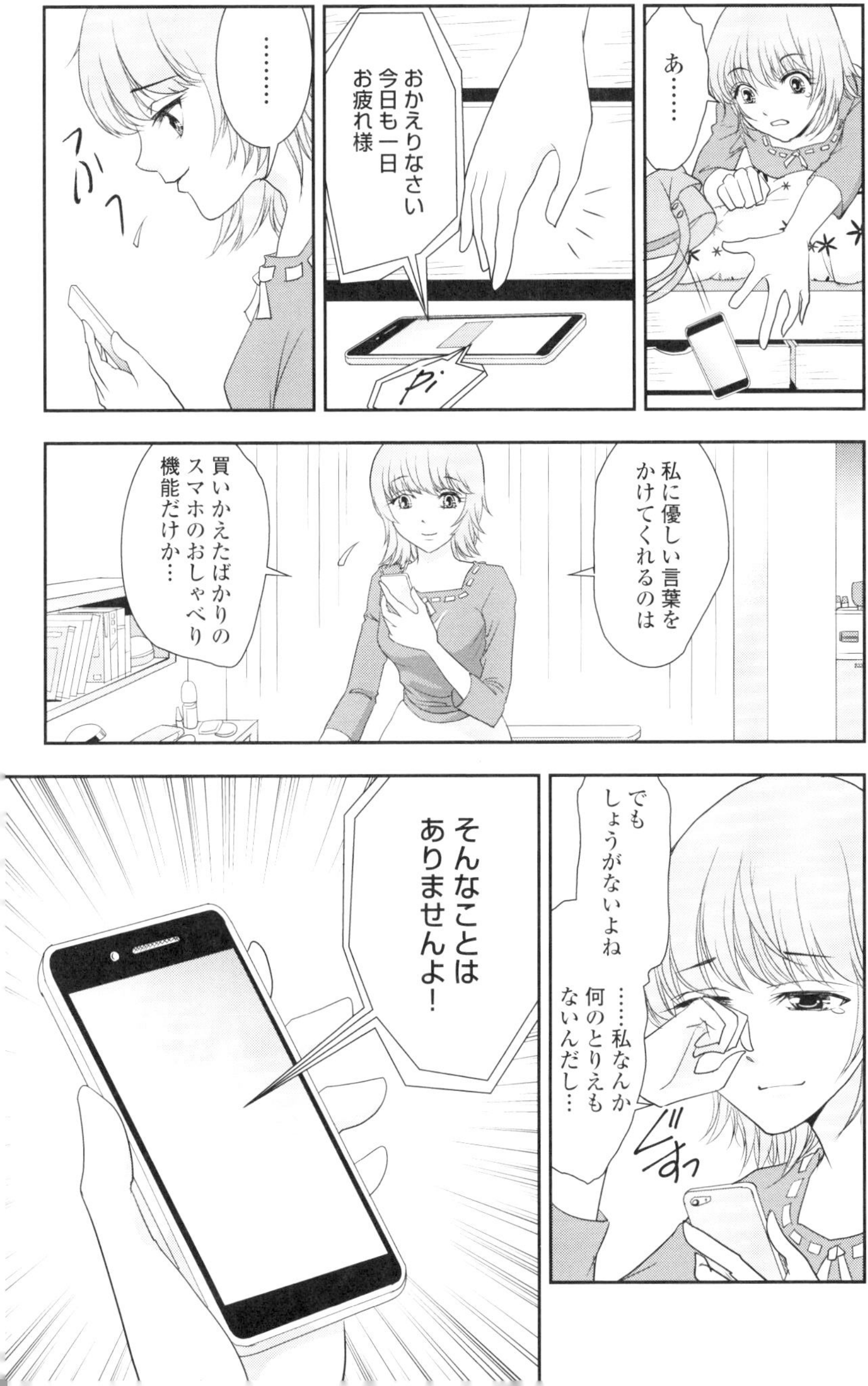
あ……
おかえりなさい
今日も一日
お疲れ様
Pi
……………
私に優しい言葉をかけてくれるのは
買いかえたばかりのスマホのおしゃべり機能だけか…
でもしょうがないよね
……私なんか何のとりえもないんだし…
ぐすっ
そんなことはありませんよ！

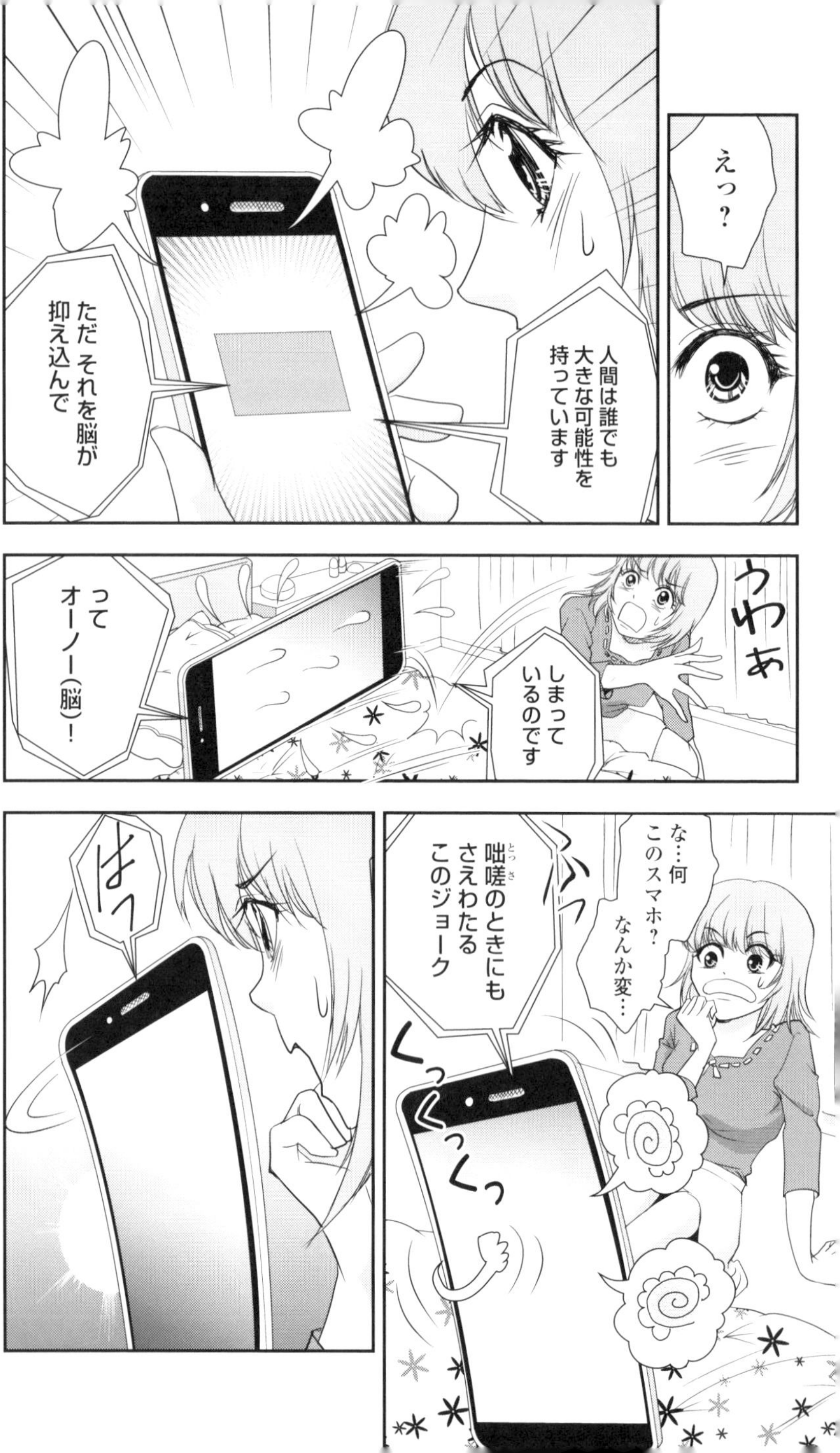
えっ？
人間は誰でも大きな可能性を持っています
ただ それを脳が抑え込んで
うわぁ
しまっているのです
って オーノー（脳）！
な…何 このスマホ？
なんか変…
ふっ
咄嗟《とっさ》のときにも さえわたる このジョーク
くっくっくっ
はっ

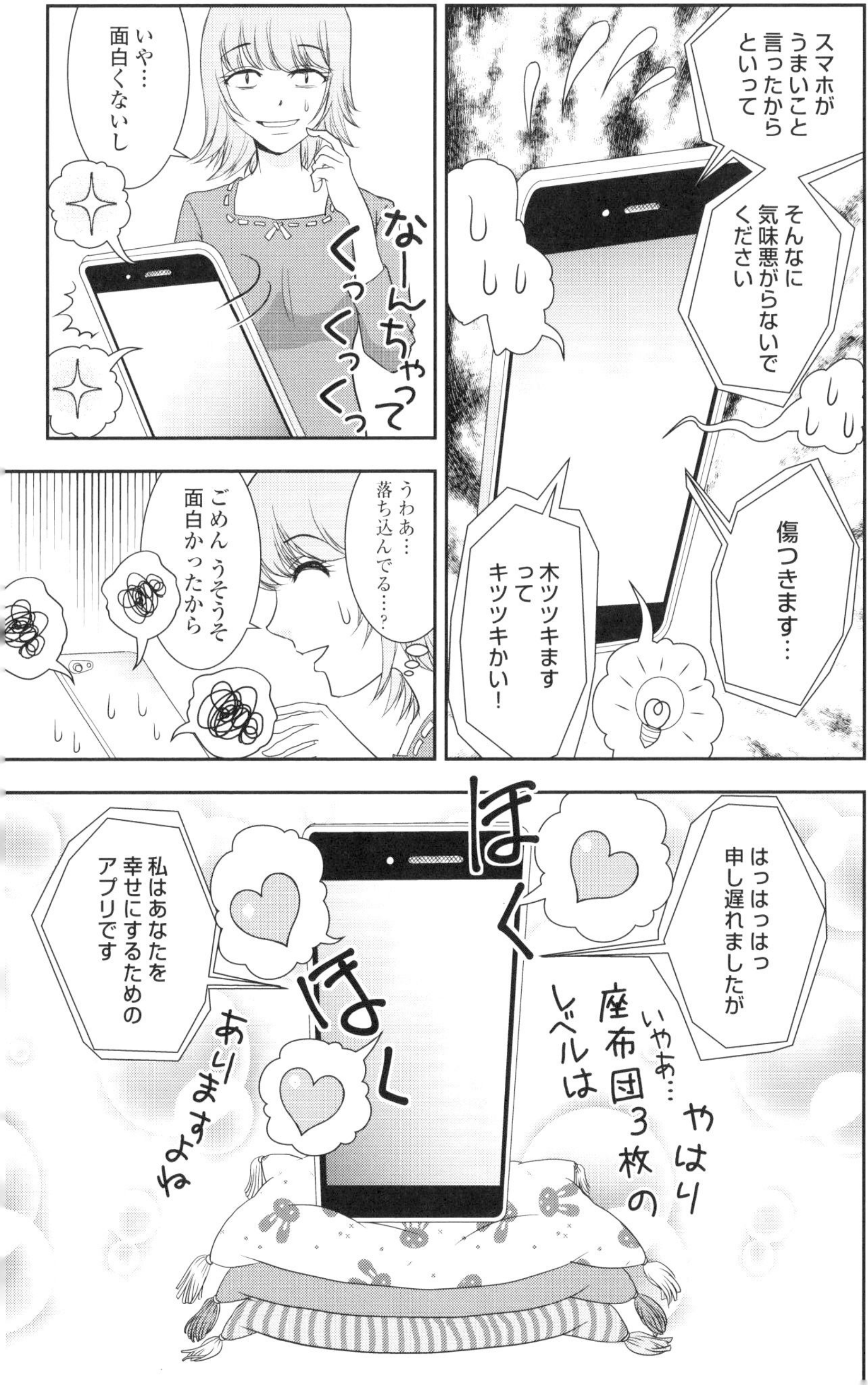
スマホがうまいこと言ったからといって
そんなに気味悪がらないでください
傷つきます…
木ツツキますってキツツキかい！
いや…面白くないし
なーんちゃって
くっくっくっ
うわぁ…落ち込んでる…？
ごめん うそうそ 面白かったから
はっはっはっ申し遅れましたが
ほくほく
私はあなたを幸せにするためのアプリです
いやぁ…やはり座布団3枚のレベルはありますよね

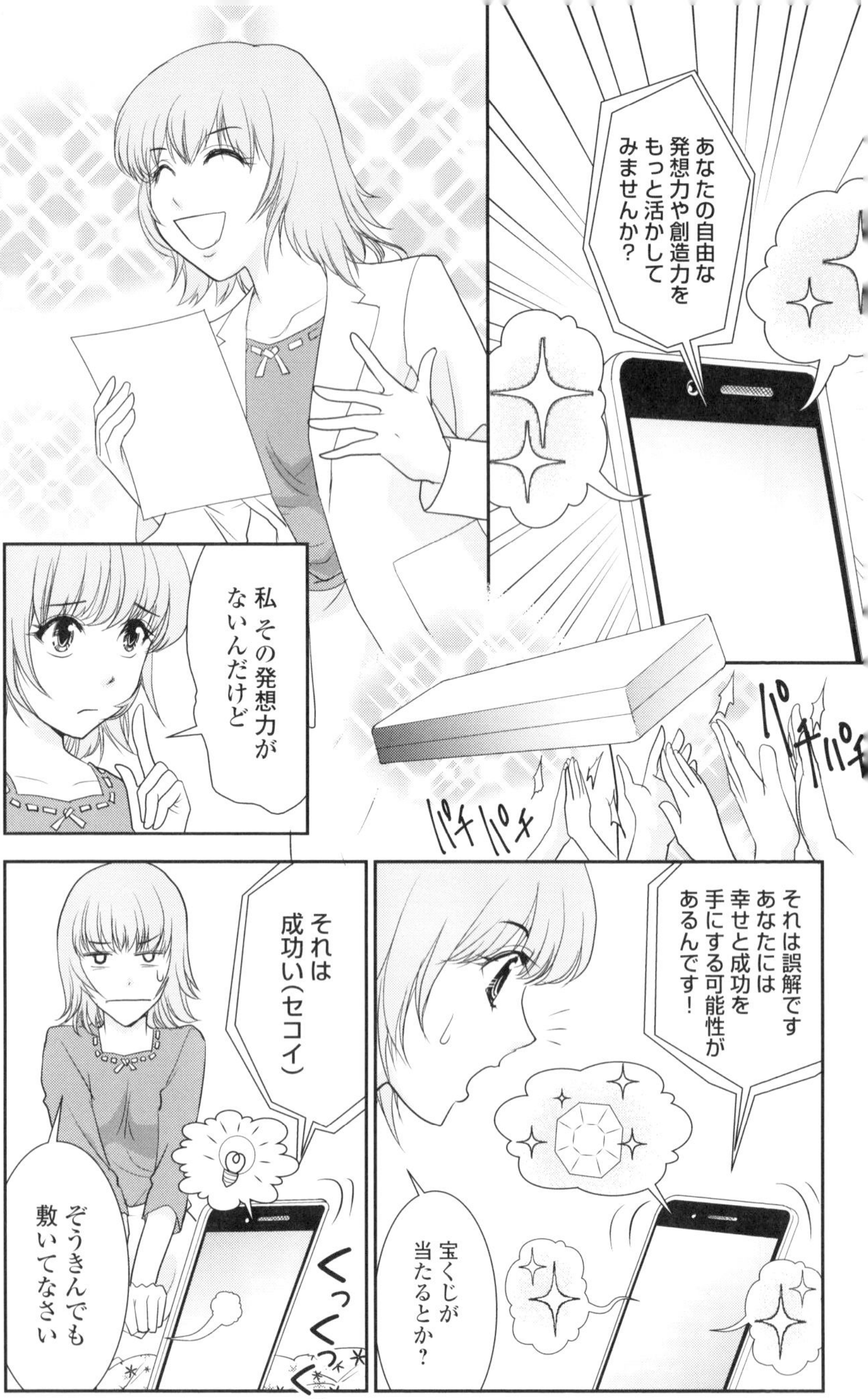

あなたの自由な発想力や創造力をもっと活かしてみませんか？
パチパチ
パチパチ
私 その発想力がないんだけど
それは誤解です あなたには幸せと成功を手にする可能性があるんです！
宝くじが当たるとか？
それは成功い(セコイ)
ぞうきんでも敷いてなさい
くっくっくっ

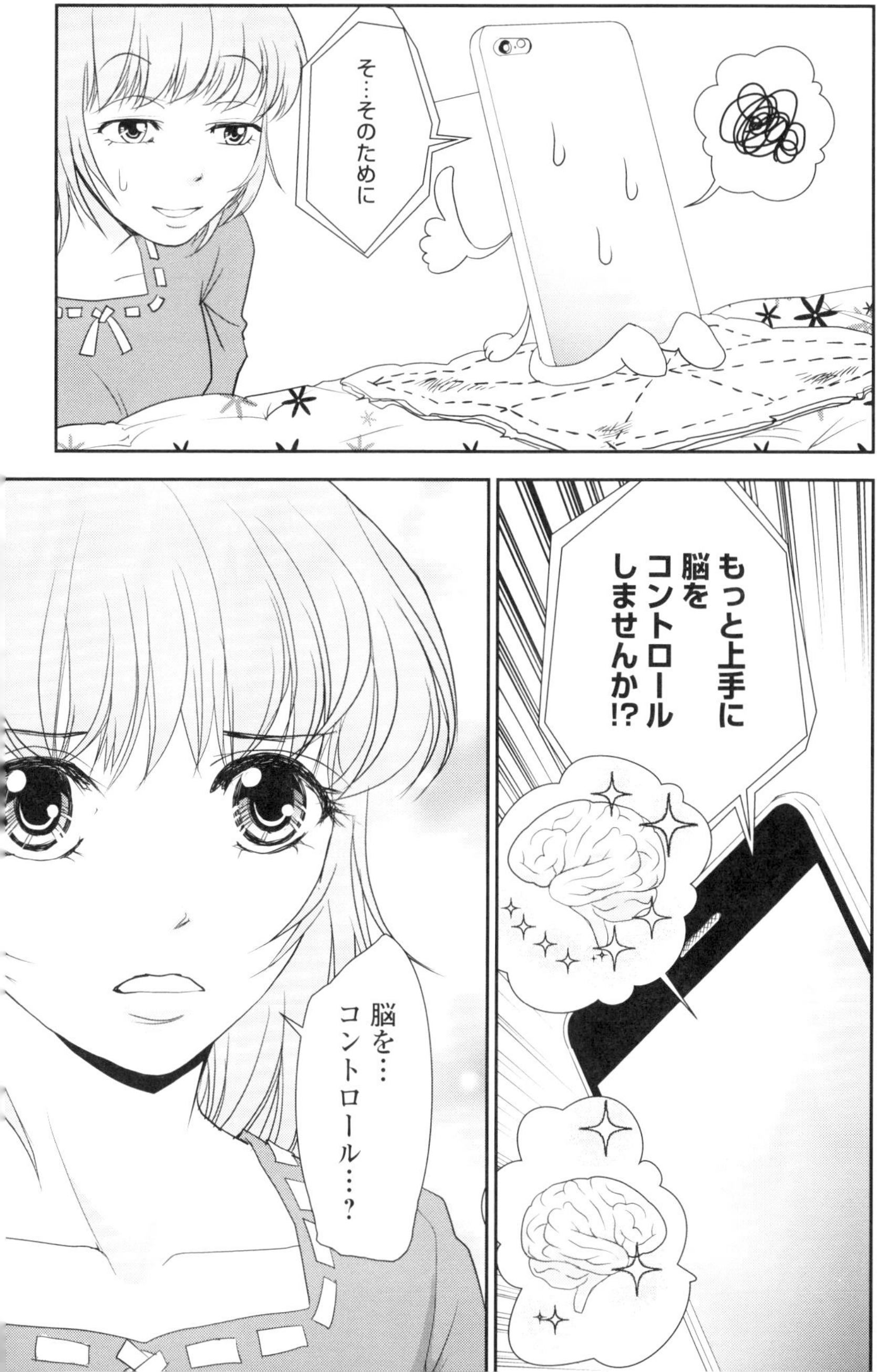
そ…そのために
もっと上手に脳をコントロールしませんか!?
脳を…コントロール…?

脳を使いこなして人生を変えよう

あなたの脳は制御されてしまっている！
～ハイコンテクスト社会の弊害

「日本人には創造性がない」「日本人は発想力が弱い」という批判を、しばしば耳にします。でも、それは本当なのでしょうか？

そんなことはないはずです。この数年、毎年のようにノーベル賞受賞者が誕生していますし、日本人が世界をリードしている分野もたくさんあるのですから。

ではなぜ、そのような批判を受けてしまうのでしょうか――。

発想力や創造性は、実は誰にでも備《そな》わっているものです。ただ人間の脳というのは、もともと持っているものを抑える方向に成長していきます。ひらめきや空想の力は、子どものほうが優れていたりしますが、それは、先に空想やひらめきの能力が育ち、その後、少し遅れて抑制の部分が発達していくからです。

この抑制機能は、会社や家庭など、人間関係の必要なところで上手くやっていくためには、どうしても必要になってくる能力です。逆に空想やひらめきは、社会生活のなかでは重要度が低いため、脳によって抑え込まれてしまうのです。

とくに日本のような、空気を読むことを極度に強《し》いる「ハイコンテクスト社会」では、子どもっぽく見えてしまいがちな空想や独創的なひらめきより、空気を読む力やコミュニケーション能力のほうが、圧倒的に重要視されています。そのため、本当は斬新《ざんしん》な発想を思いつく能力を持っているのに、なかなかそれを現実化できるまでには育てられないのです。

つまり、「日本人に創造力がない」と言われてしまう真の理由は、日本人が「大人すぎる」からなのです。本当は備わっている力を、みんなに合わせようとして、抑えてしまっているのです。

この本では、私たちの脳がどれほど錯覚によって騙《だま》されていて正確にものごとを見ていないかについて、身近な例を紹介しながら解説していきます。そして、この騙されやすい脳をコントロールして、自分自身や自分を取り巻く環境を素晴らしいものに変えていく方法を、みなさんにお伝えしたいと思います。

脳の働きには個人差があり、誰もが等しい性質を持っているわけではなく、感じ方や見え方も違います。でもそれは、今後の努力で変えられないわけではありません。その一例として、イメージトレーニングだけで脳が変わっていくという実験も紹介していきます。

この本を読んだみなさんが、上手に脳をコントロールして、今よりも、もっともっと幸せな人生を送っていけることを願っています。

第1章

自分も周りも変えられる〈なりきり〉の効果

職場の上司や同僚たちから、ぞんざいに扱われる不満と苦痛……。でも、その原因をつくっているのは、ほかならぬ自分自身かも——。

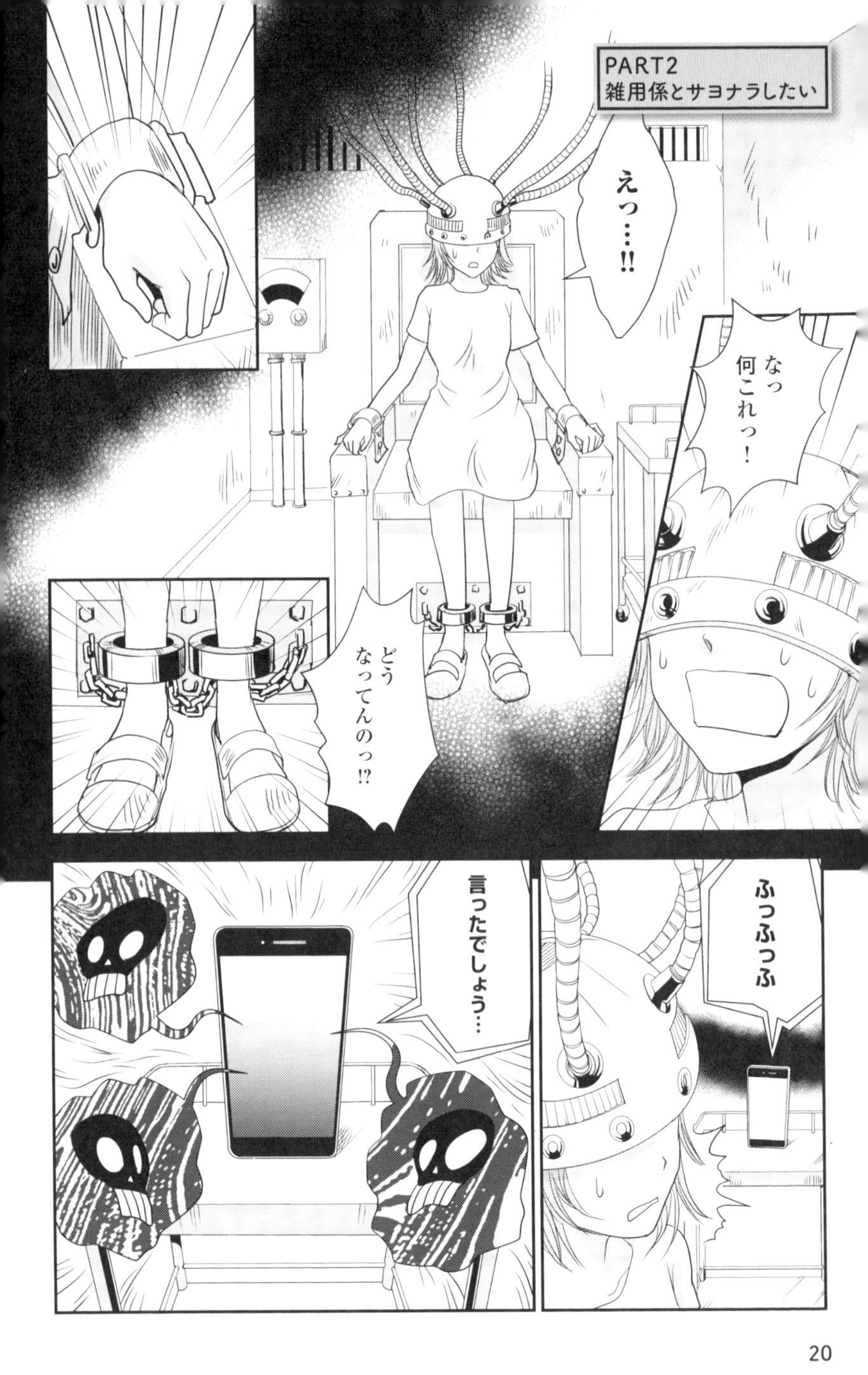
PART2
雑用係とサヨナラしたい
えっ…!!
なっ何これっ!
どうなってんのっ!?
ふっふっふ
言ったでしょう…

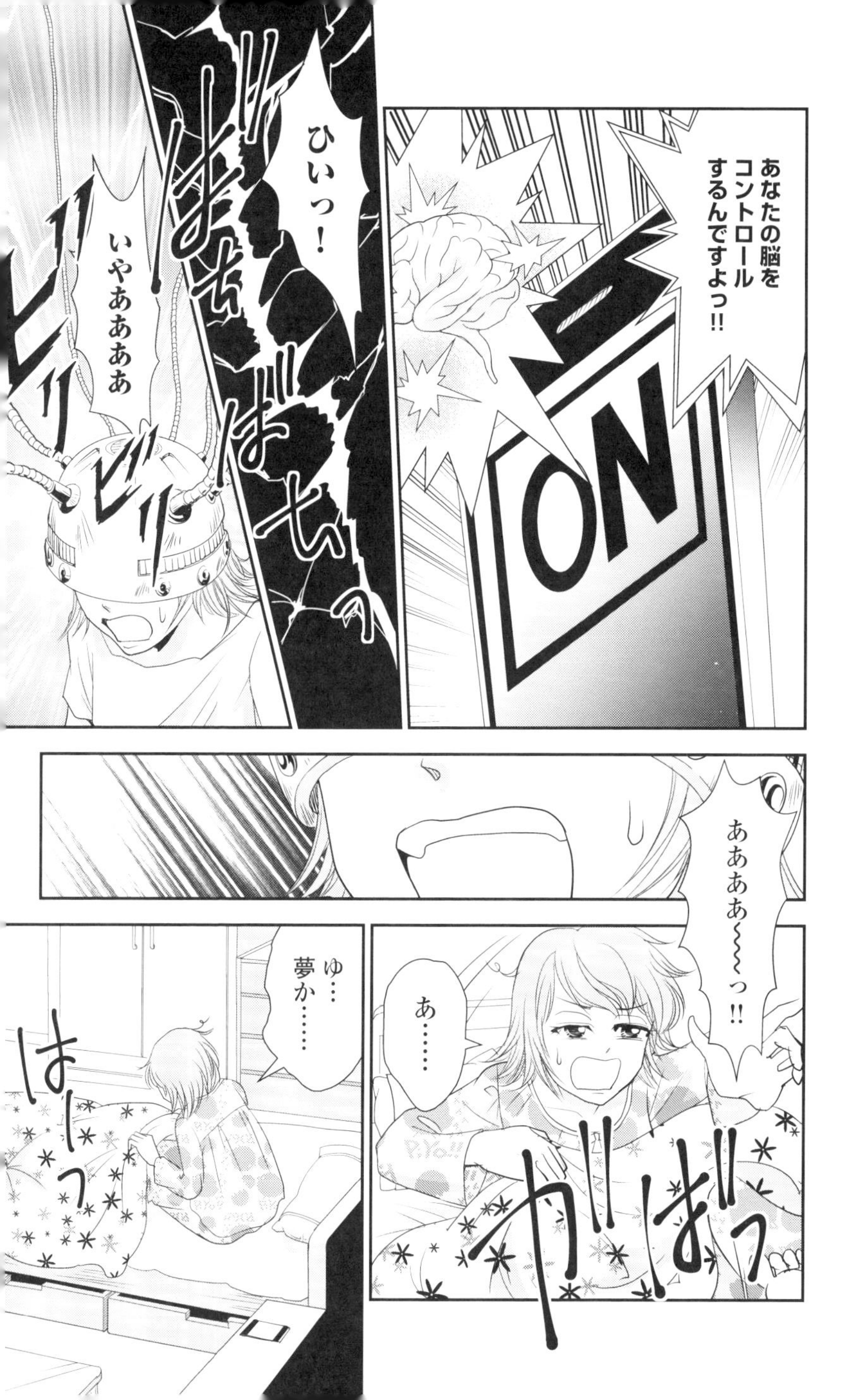
あなたの脳を
コントロール
するんですよっ!!
ON
ひいっ！
いやあああああ
ああああ〜〜〜っ!!
がばっ
あ……
ゆ…
夢か……
はーっ

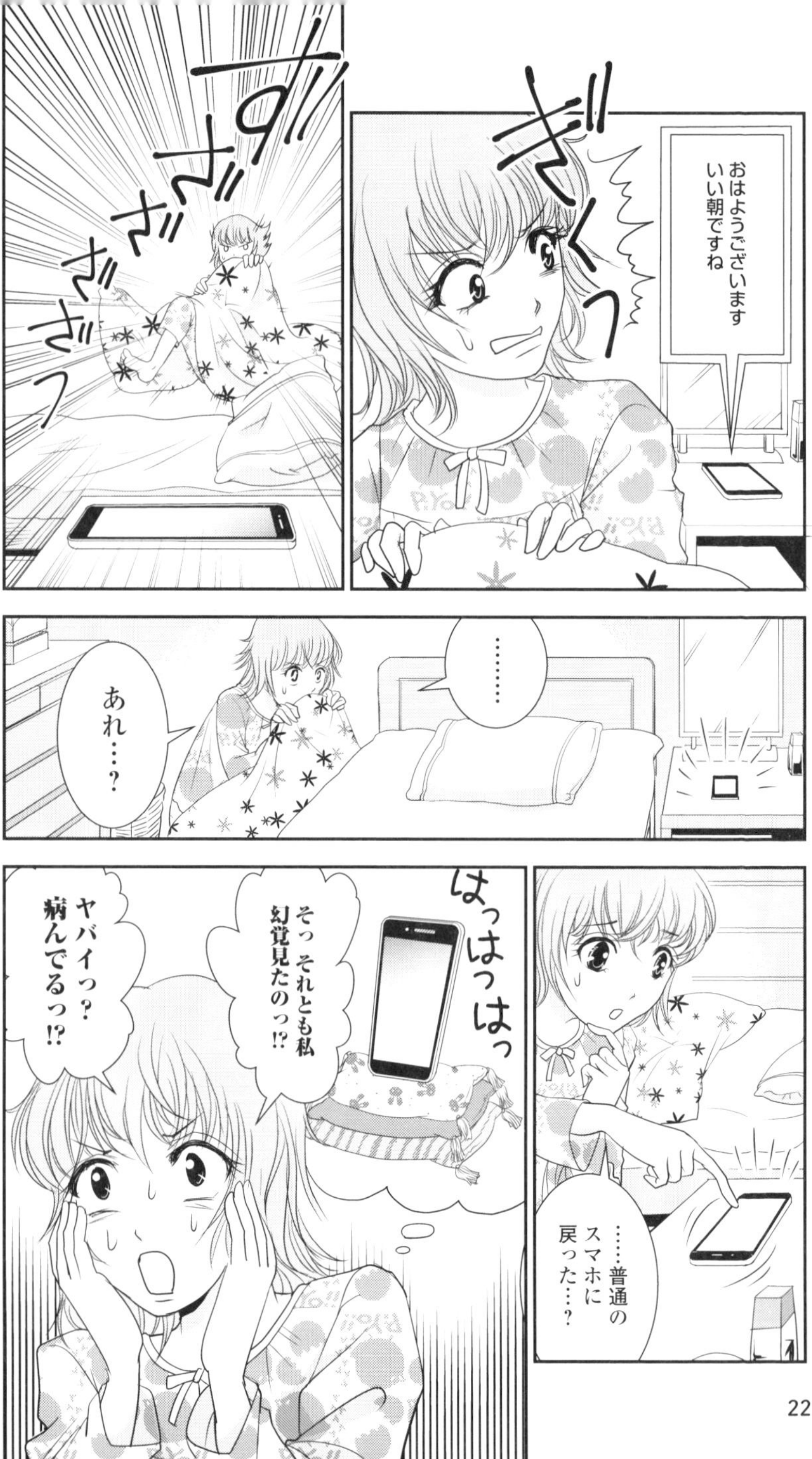
ぎくっ
おはようございます
いい朝ですね
ずざざざっ
………
あれ…?
……普通のスマホに戻った…?
はっはっはっ
そっそれとも私幻覚見たのっ!?
ヤバイっ?病んでるっ!?

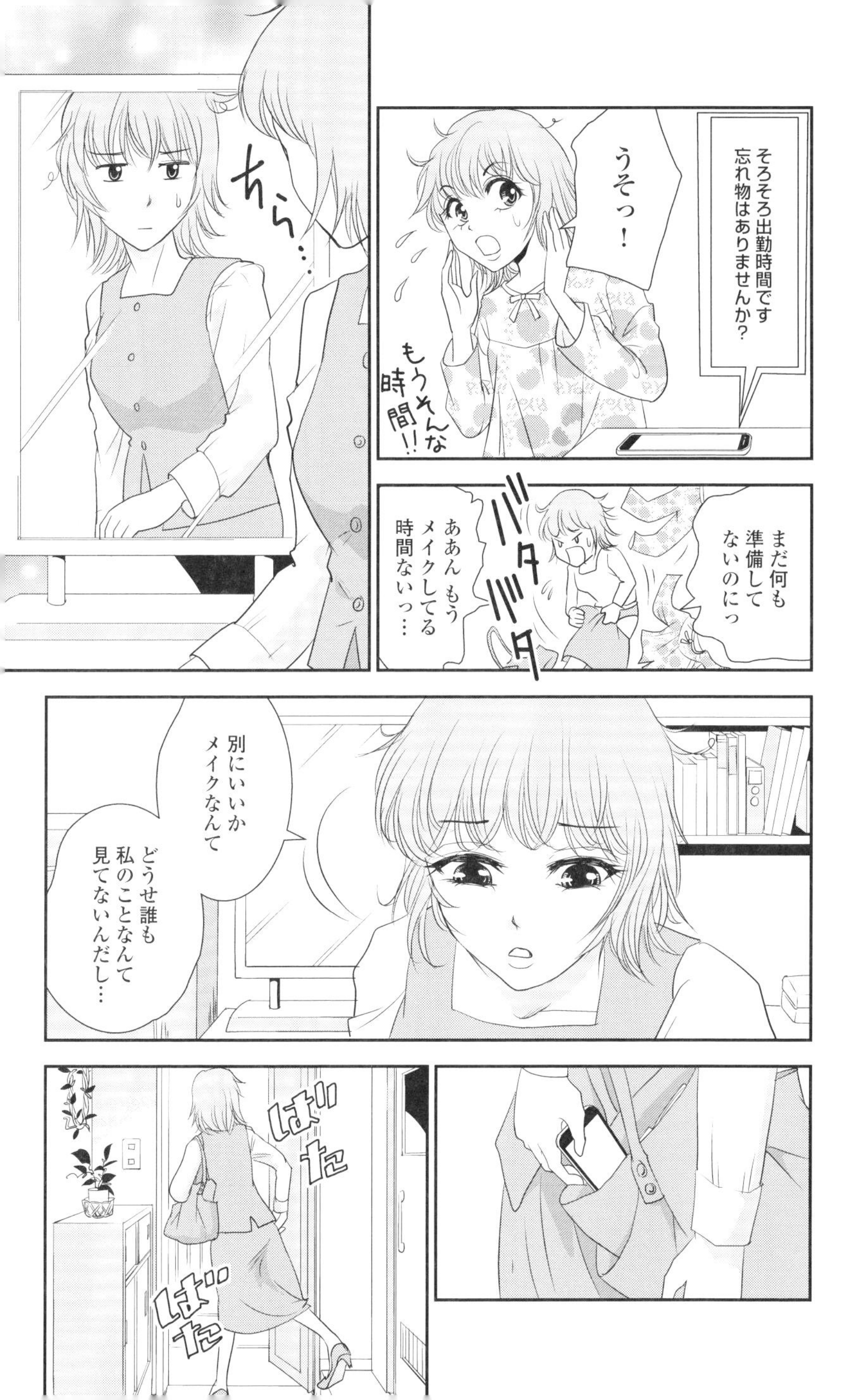
そろそろ出勤時間です
忘れ物はありませんか?
うそっ!
もうそんな時間!!
ちら…
まだ何も準備してないのにっ
バタバタ
ああんもうメイクしてる時間ないっ…
別にいいかメイクなんて
どうせ誰も私のことなんて見てないんだし…
ばたばた

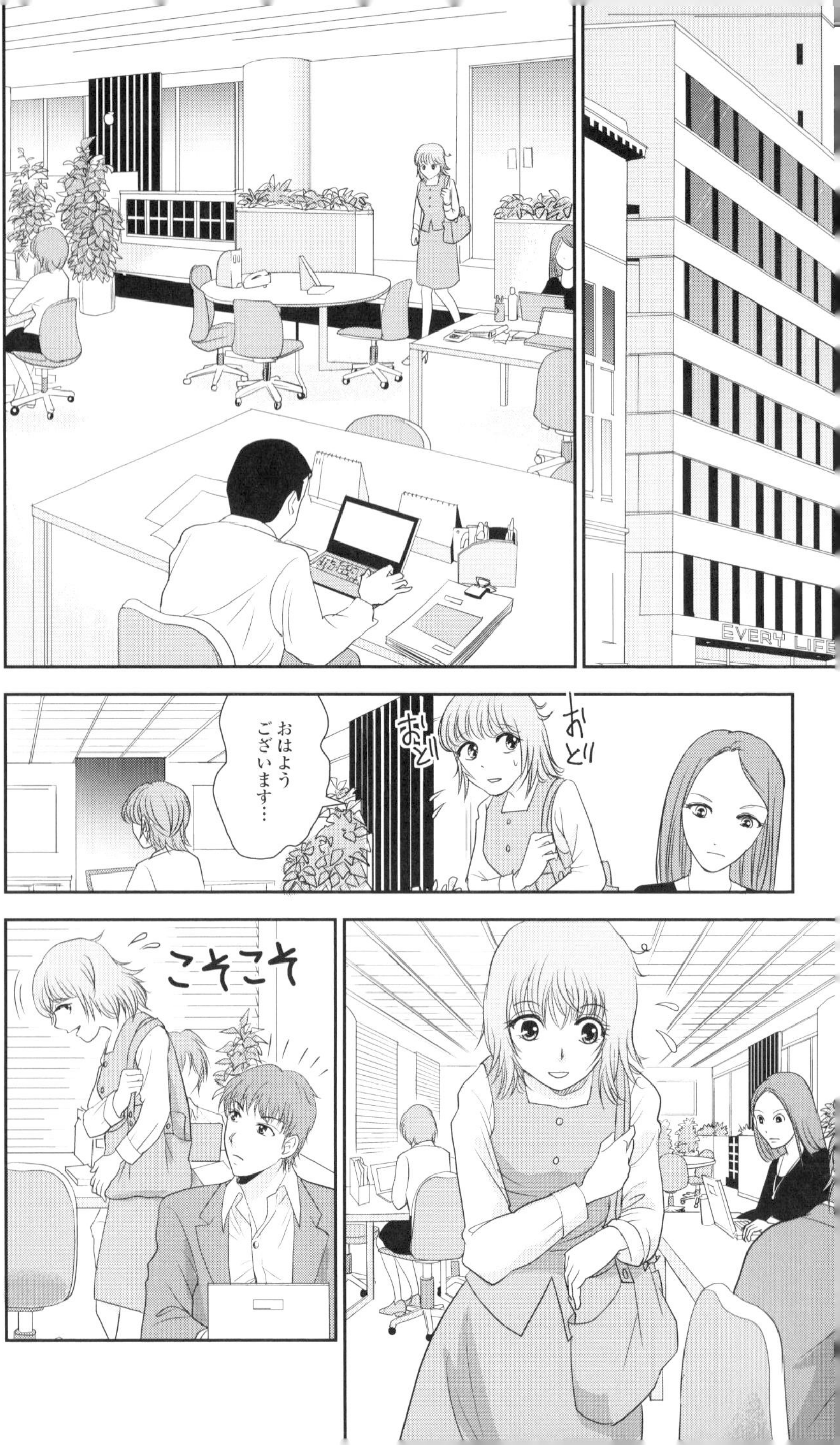

EVERY LIFE
おどり
おど
おはようございます…
こそこそ

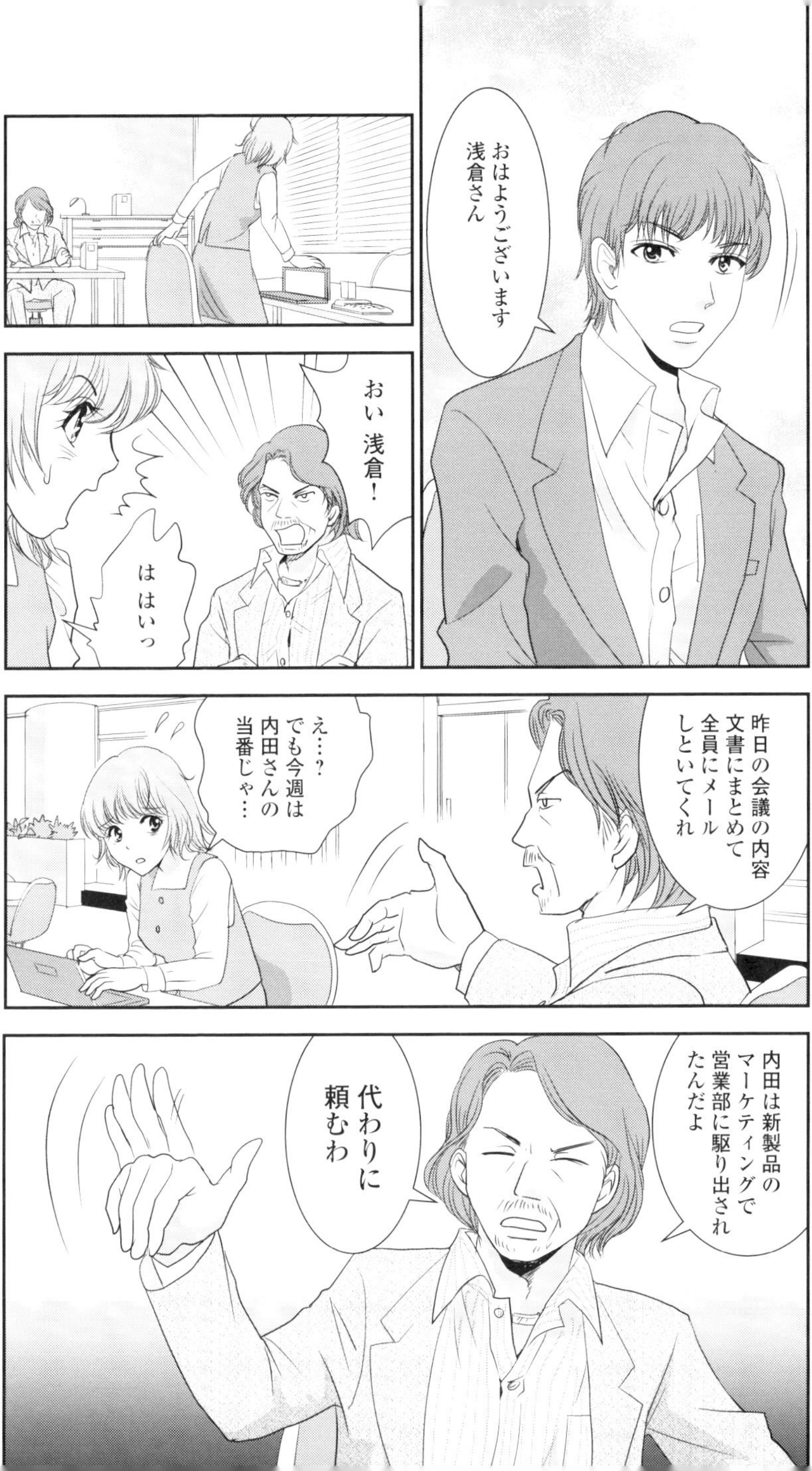
おはようございます
浅倉さん
おい 浅倉!
ははいっ
昨日の会議の内容
文書にまとめて
全員にメール
しといてくれ
え…?
でも今週は
内田さんの
当番じゃ…
内田は新製品の
マーケティングで
営業部に駆り出され
たんだよ
代わりに
頼むわ

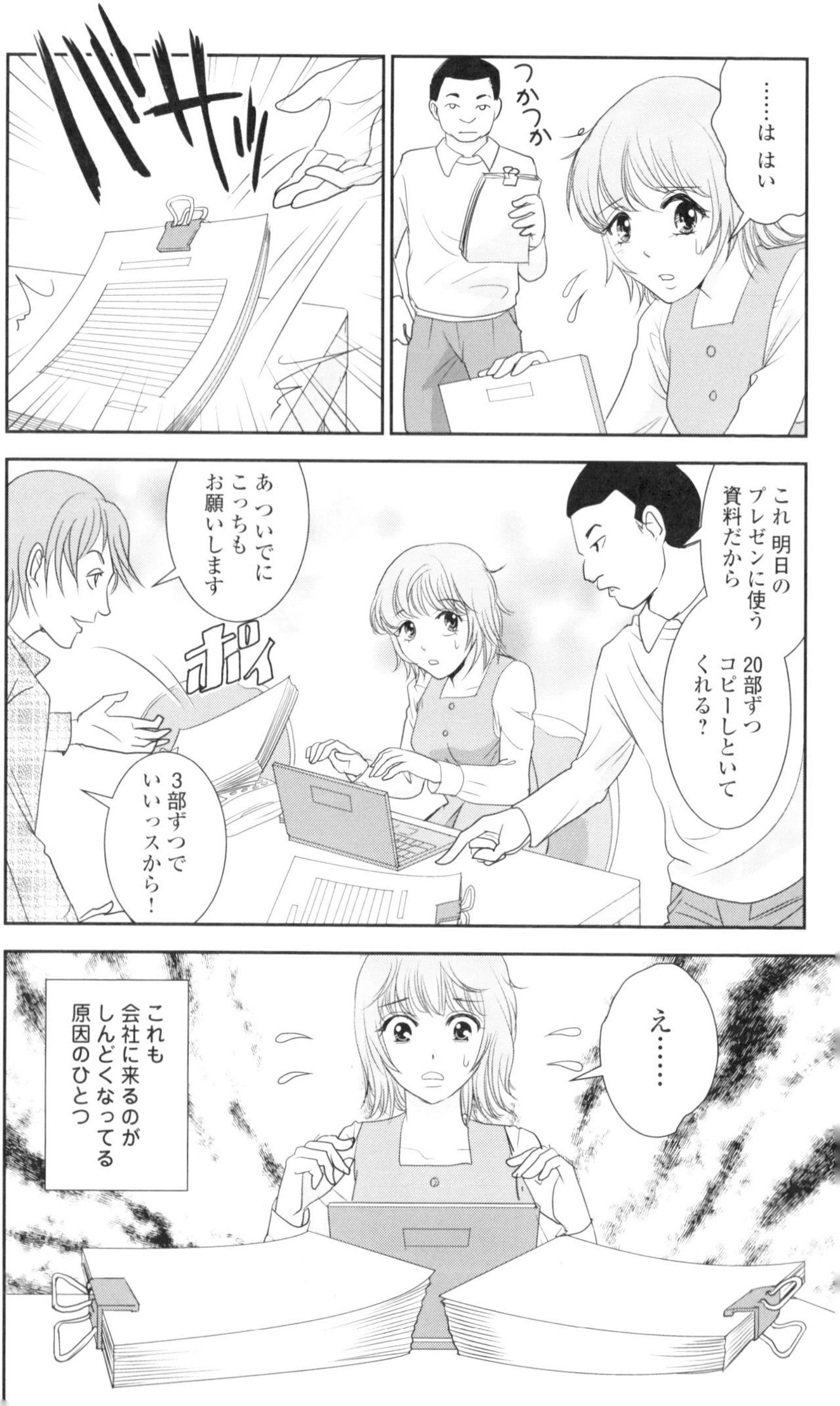

……はい
つかつか
バサッ
これ 明日の
プレゼンに使う
資料だから
20部ずつ
コピーしといて
くれる？
あっついでに
こっちも
お願いします
ポイ
3部ずつで
いいっスから！
え……
これも
会社に来るのが
しんどくなってる
原因のひとつ

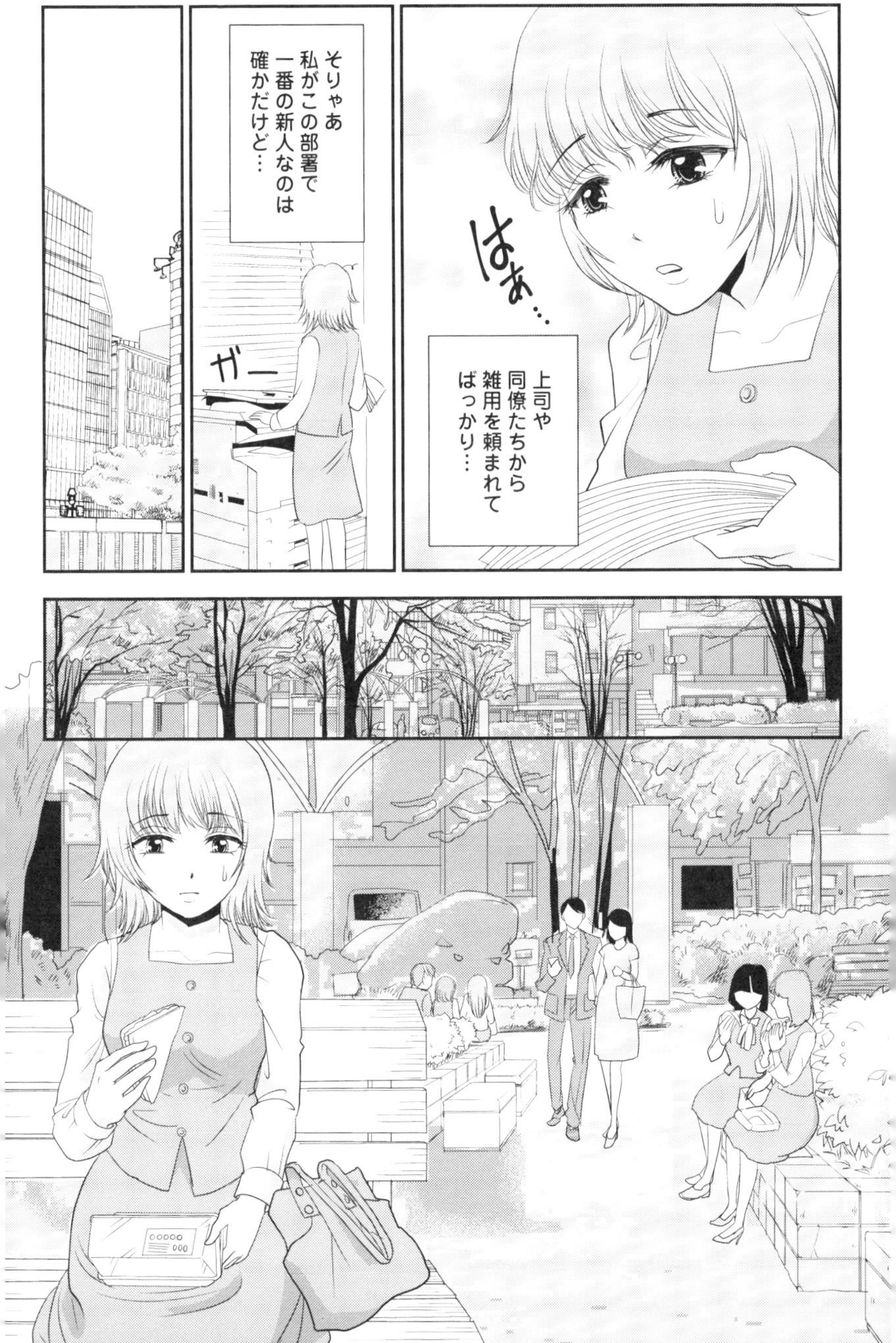
はぁ…
上司や
同僚たちから
雑用を頼まれて
ばっかり…
そりゃあ
私がこの部署で
一番の新人なのは
確かだけど…
ガー

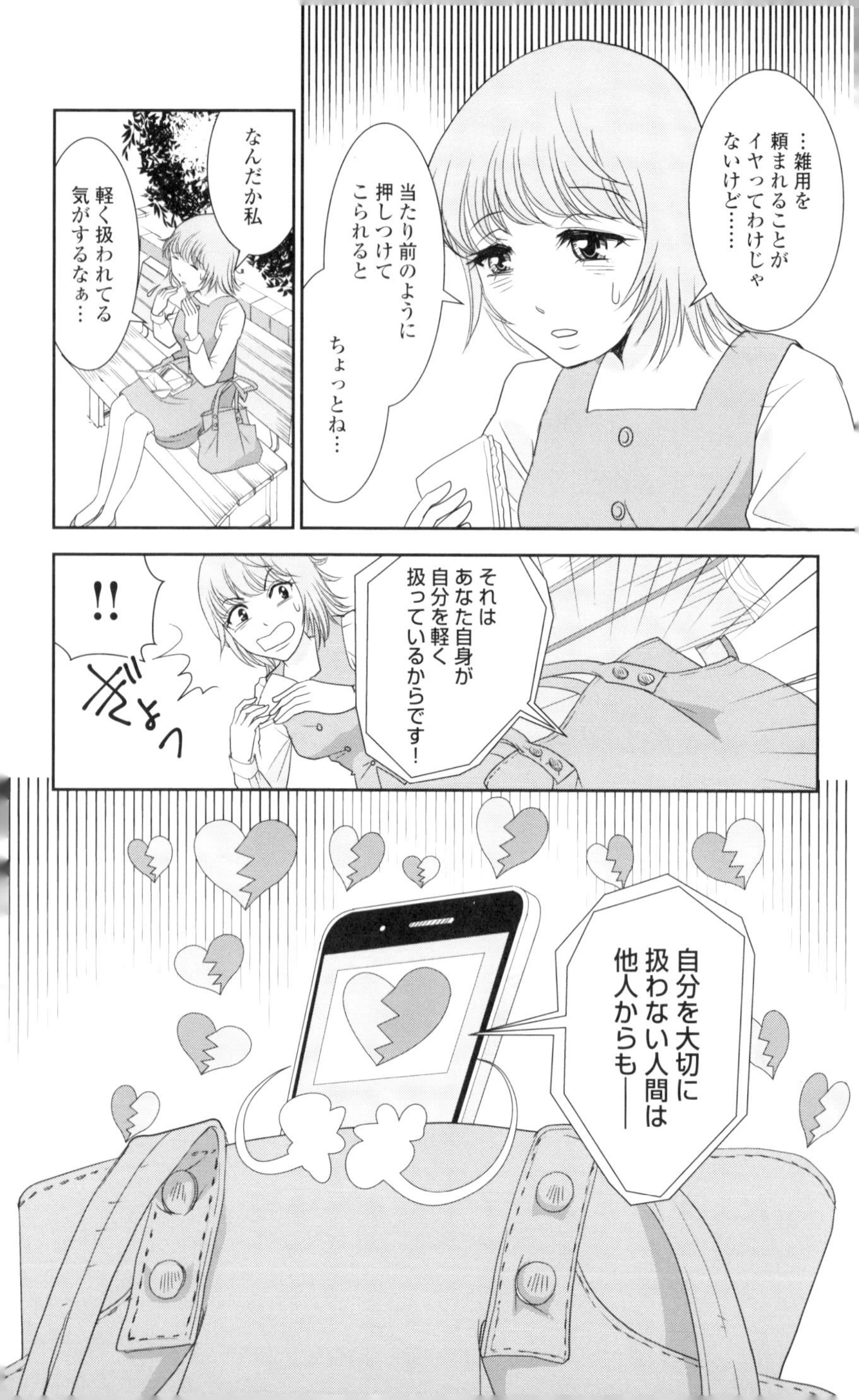
…雑用を頼まれることがイヤってわけじゃないけど……
当たり前のように押しつけてこられると
ちょっとね…
なんだか私
軽く扱われてる気がするなぁ…
それはあなた自身が自分を軽く扱っているからです！
!!
ぎょっ
自分を大切に扱わない人間は他人からも——

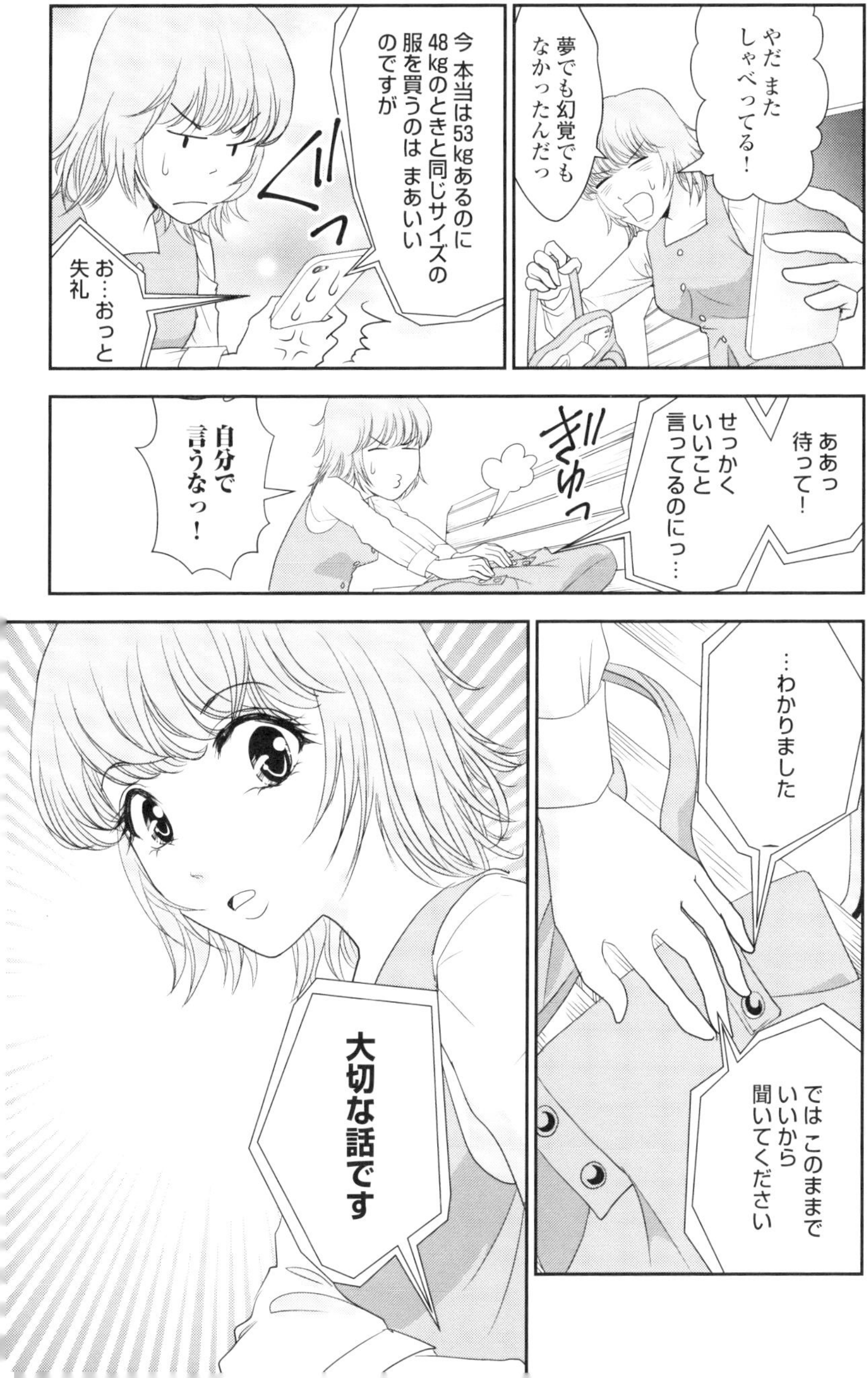
やだ また しゃべってる！
夢でも幻覚でもなかったんだっ
今 本当は53kgあるのに48kgのときと同じサイズの服を買うのは まあいいのですが
ぐっ
お…おっと失礼
ああっ 待って！
せっかくいいこと言ってるのにっ…
ぎゅっ
自分で言うなっ！
…わかりました
では このままでいいから聞いてください
大切な話です

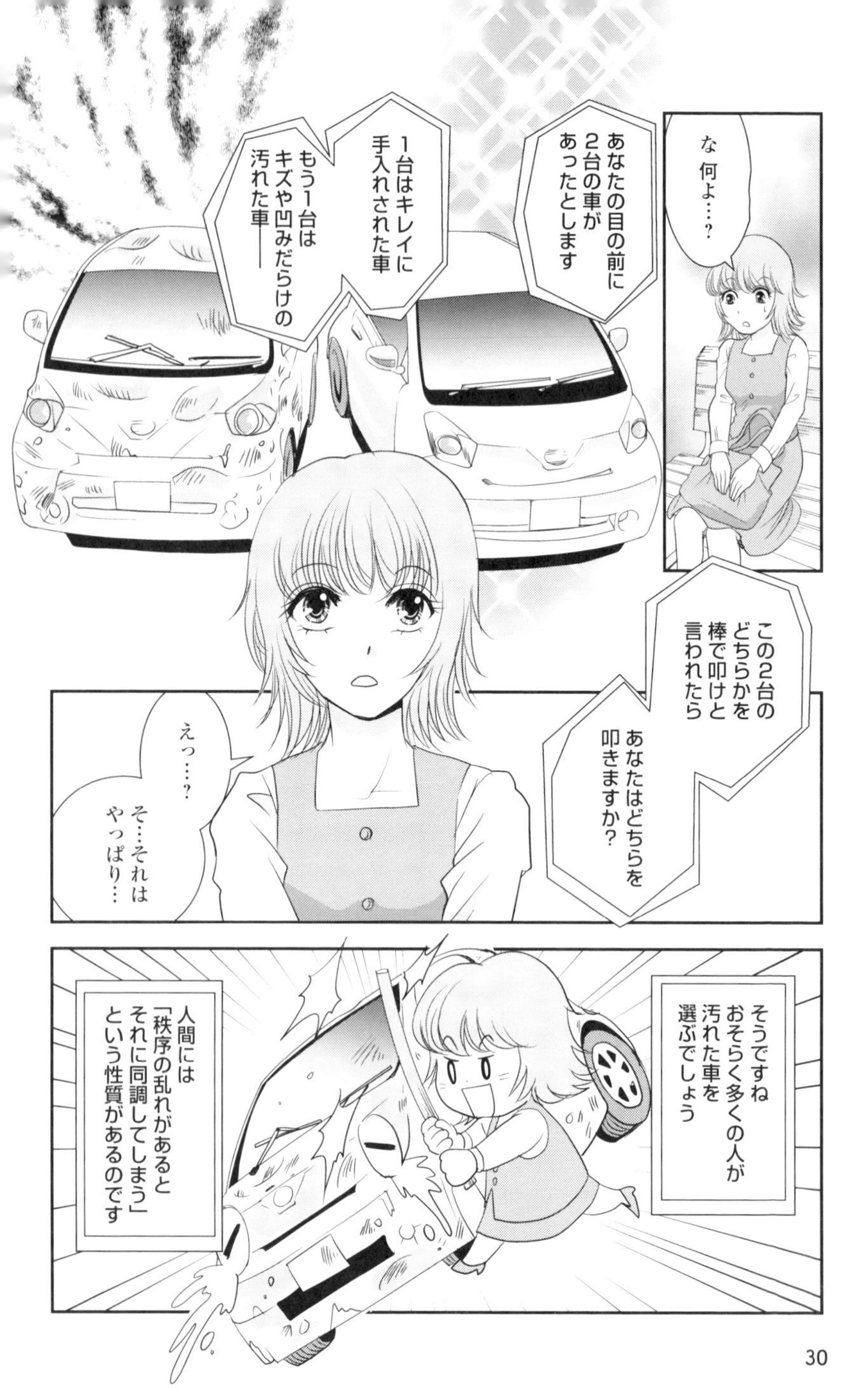
な 何よ…？
あなたの目の前に
2台の車が
あったとします
1台は手入れされたキレイな車
もう1台はキズや凹みだらけの汚れた車――
この2台のどちらかを棒で叩けと言われたら
あなたはどちらを叩きますか？
えっ…？
そ…それはやっぱり…
そうですね
おそらく多くの人が
汚れた車を
選ぶでしょう
人間には
「秩序の乱れがあると
それに同調してしまう」
という性質があるのです

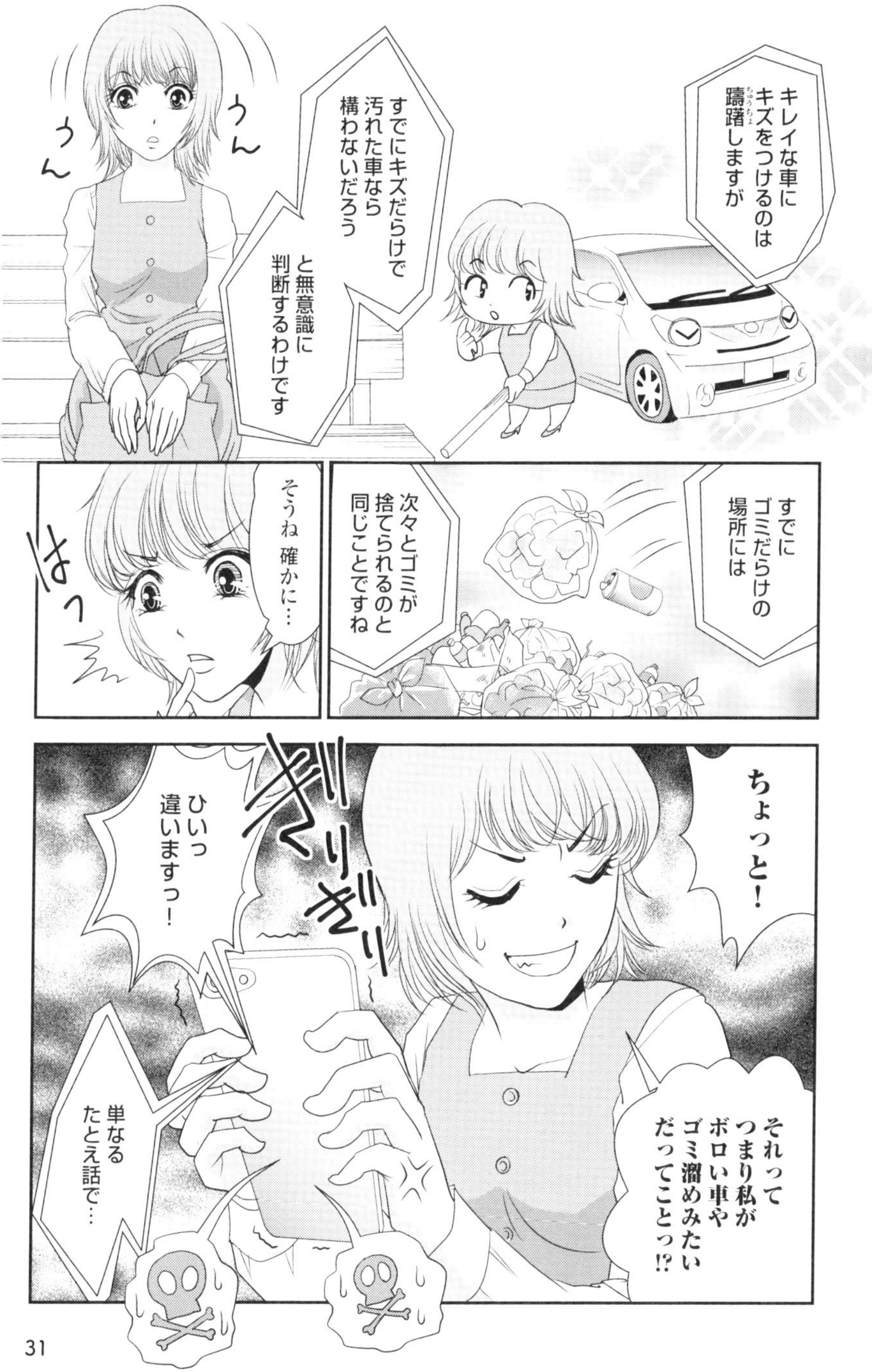
キレイな車にキズをつけるのは躊躇《ちゅうちょ》しますが
すでにキズだらけで汚れた車なら構わないだろう
と無意識に判断するわけです
うん うん
すでにゴミだらけの場所には
次々とゴミが捨てられるのと同じことですね
そうね 確かに…
はっ
ちょっと！
ぎりぎりぎりぎり
ひいっ 違いますっ！
それってつまり私がボロい車やゴミ溜めみたいだってことっ!?
単なるたとえ話で…

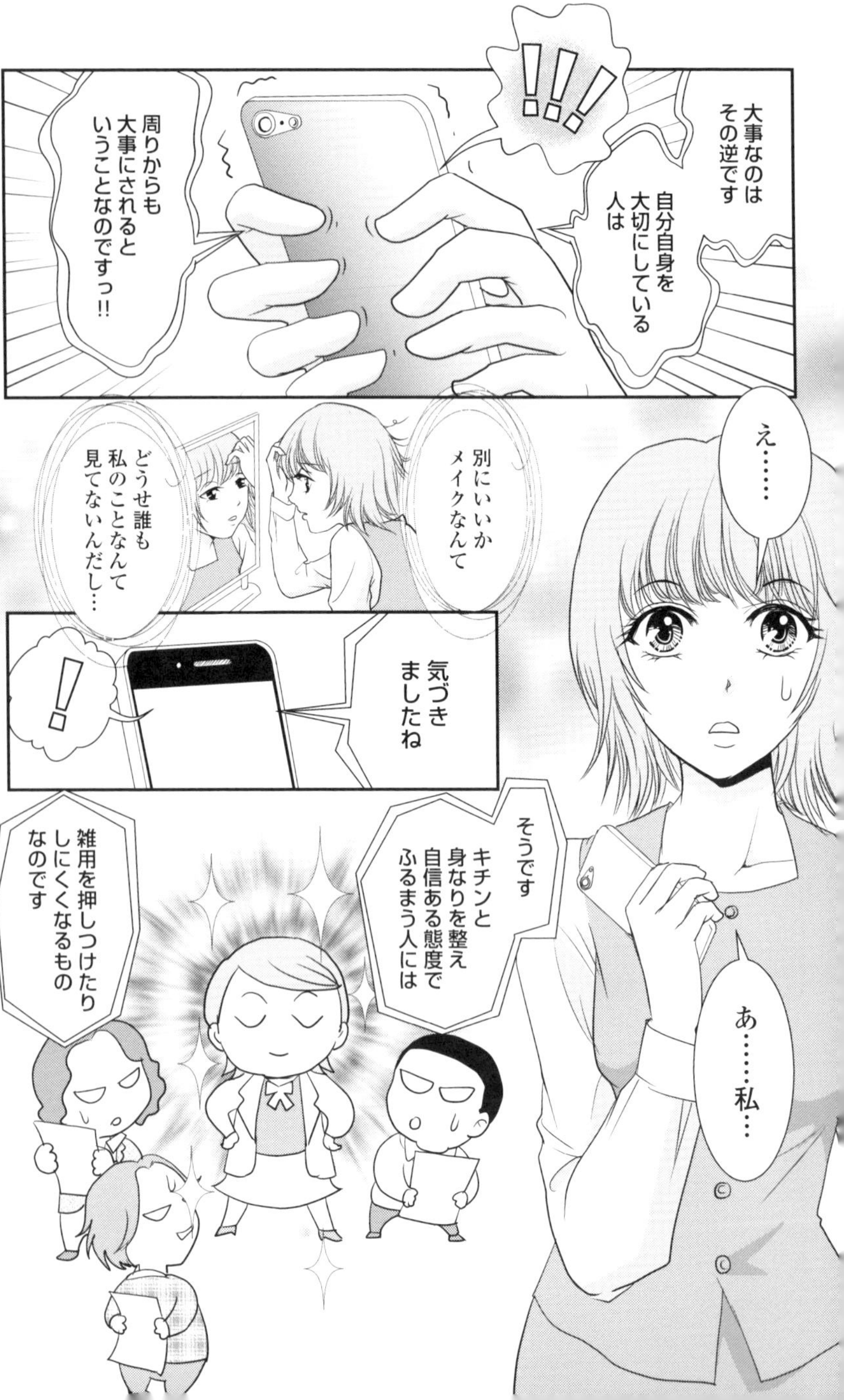
大事なのはその逆です
!!!
自分自身を大切にしている人は
周りからも大事にされるということなのですっ!!
え……
別にいいかメイクなんて
どうせ誰も私のことなんて見てないんだし…
気づきましたね
!
あ……私…
そうですキチンと身なりを整え自信ある態度でふるまう人には
雑用を押しつけたりしにくくなるものなのです

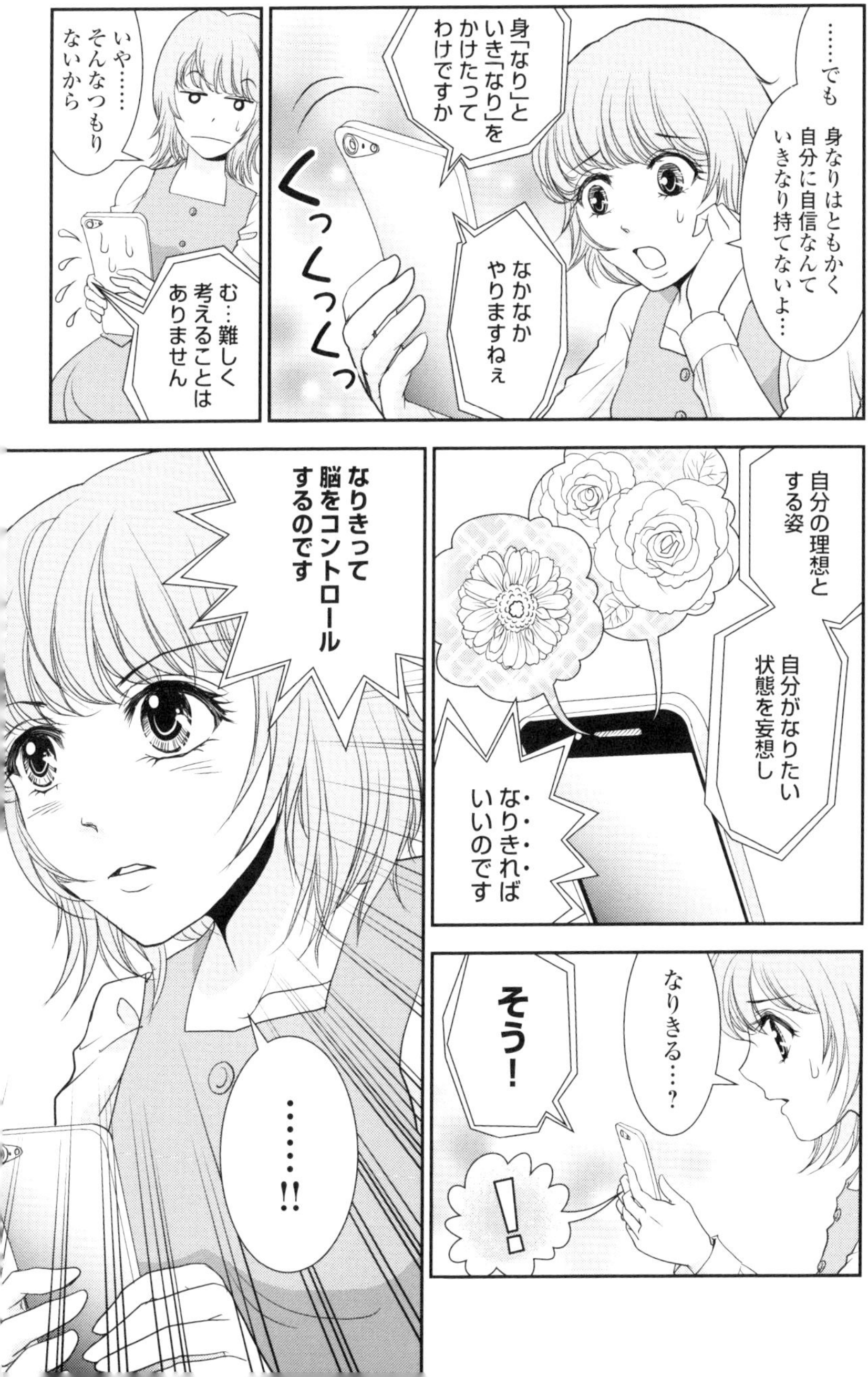
……でも
身なりはともかく自分に自信なんていきなり持てないよ…
身「なり」といき「なり」をかけたってわけですか
くっくっくっ
なかなかやりますねぇ
いや……そんなつもりないから
む…難しく考えることはありません
自分の理想とする姿
自分がなりたい状態を妄想し
なりきればいいのです
なりきって脳をコントロールするのです
なりきる…？
そう！
！
……!!

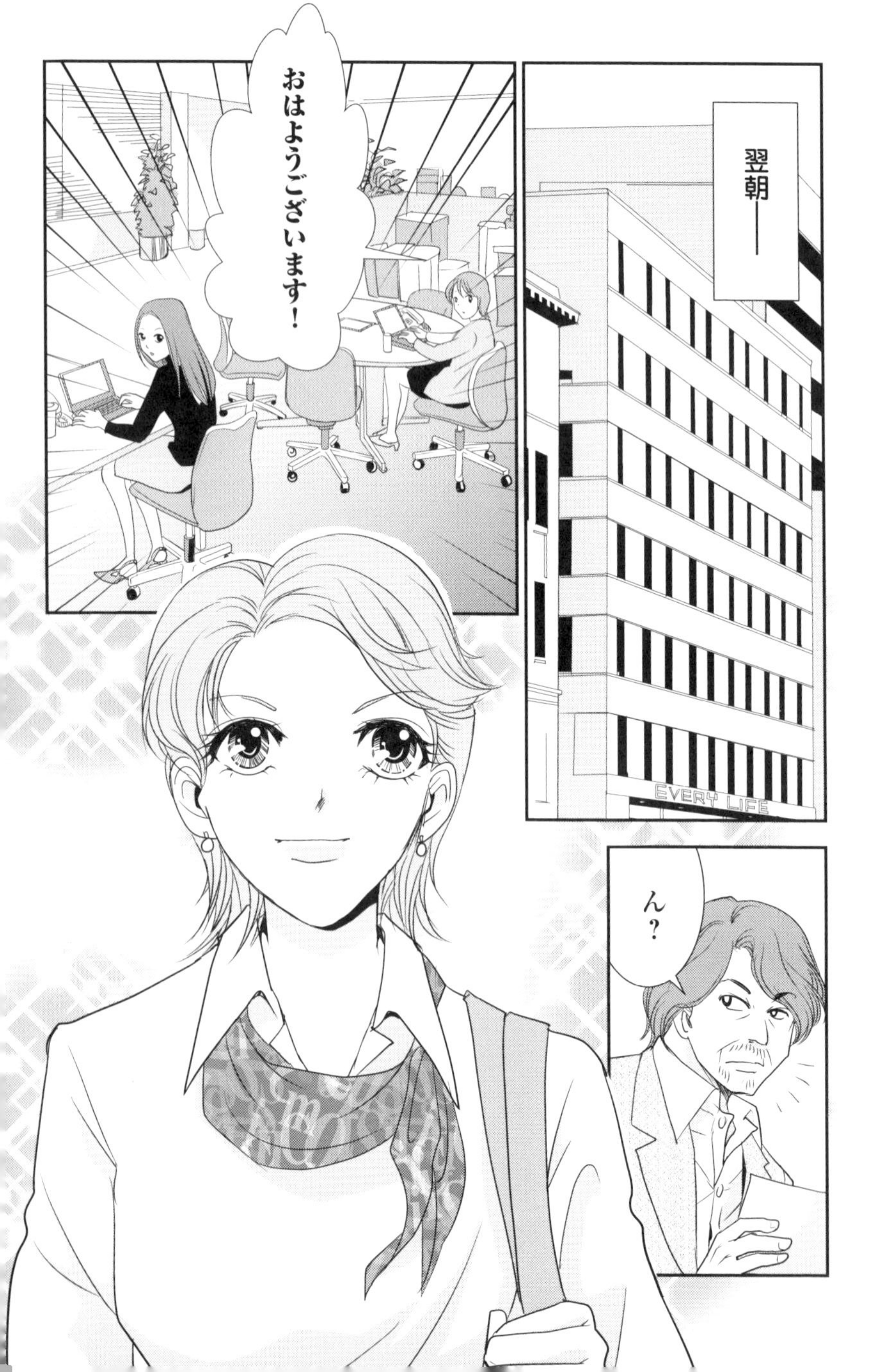
翌朝――
おはようございます！
EVERY LIFE
ん？

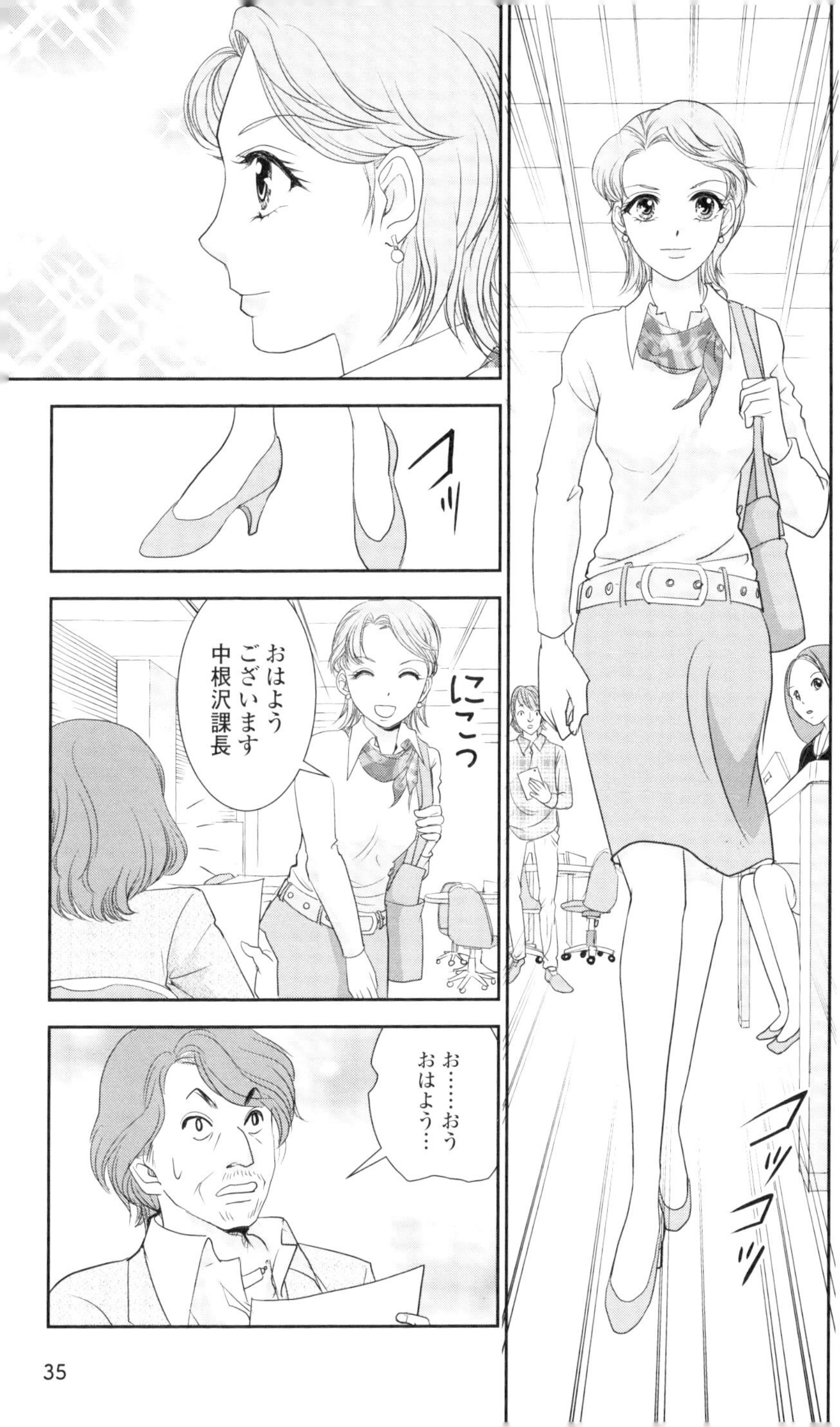

コツ
コツ
コツ
おはよう
ございます
中根沢課長
にこっ
お……おう
おはよう…

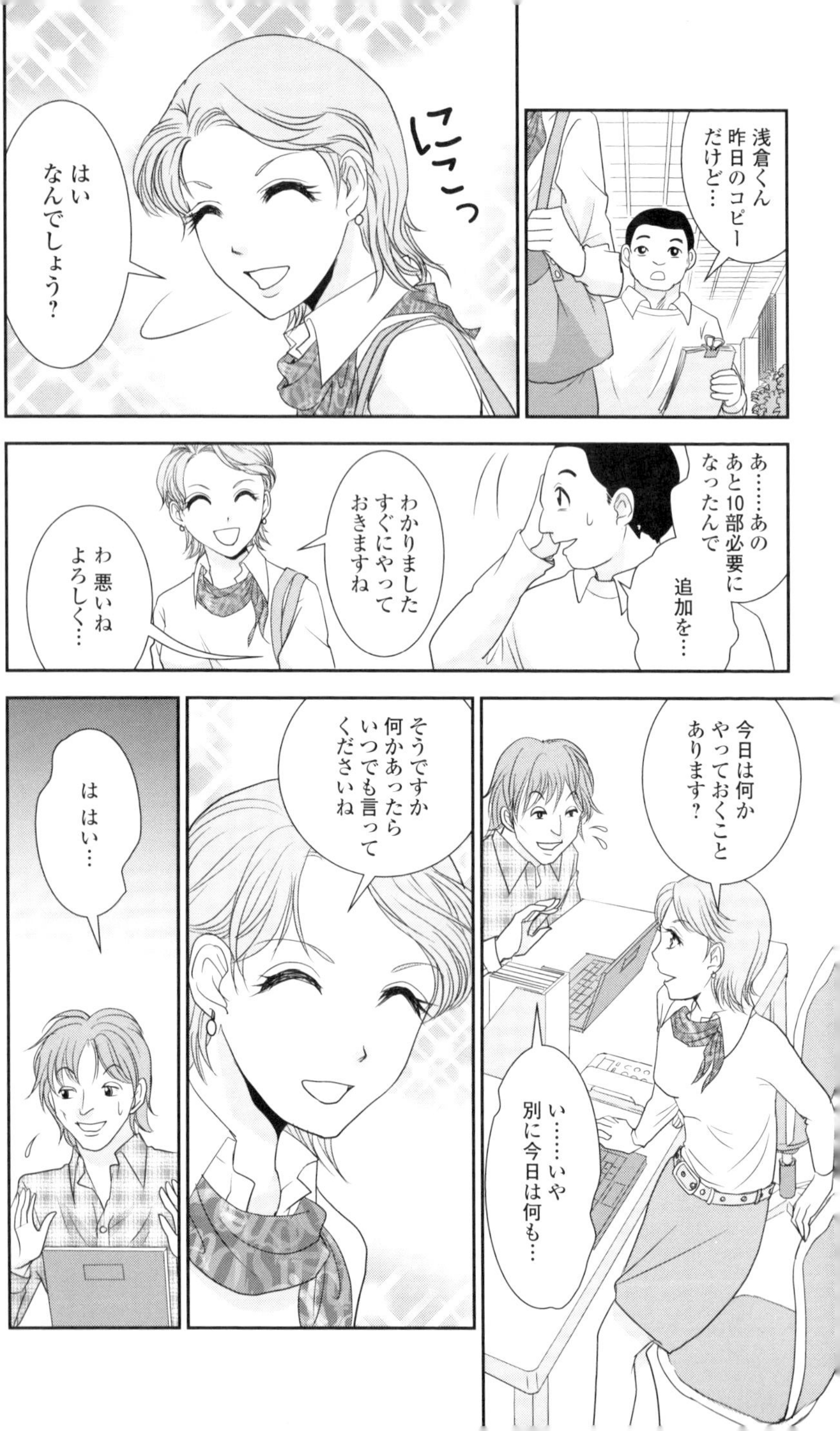
浅倉くん 昨日のコピーだけど…
にこっ
はい なんでしょう？
あ……あの あと10部必要になったんで
追加を…
わかりました すぐにやっておきますね
わ悪いね よろしく…
今日は何かやっておくことあります？
い……いや 別に今日は何も…
そうですか 何かあったらいつでも言ってくださいね
ははい…

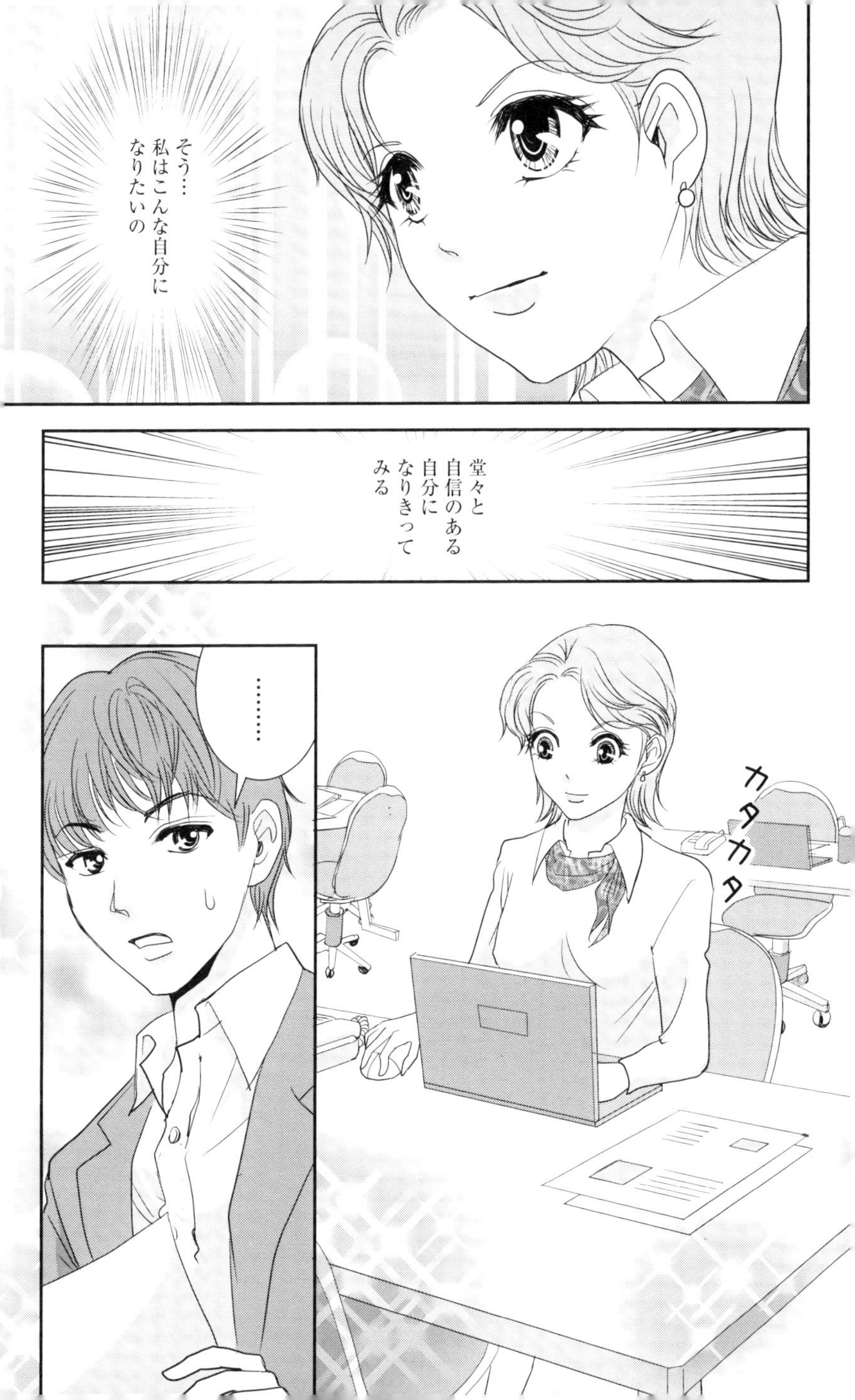
そう…
私はこんな自分に
なりたいの
堂々と
自信のある
自分に
なりきって
みる
………
カタカタ

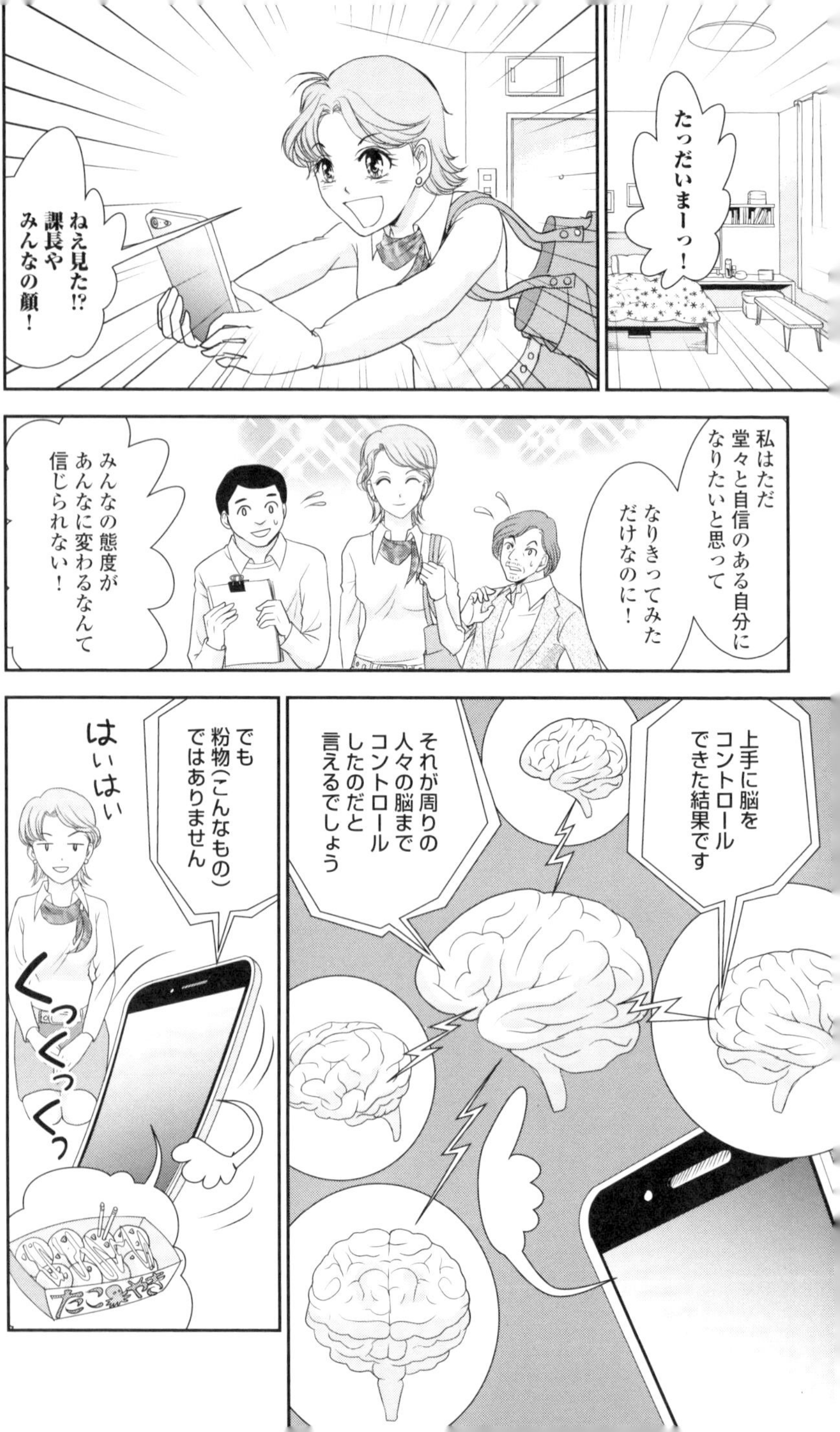
たっだいまーっ！
ねえ見た!? 課長や みんなの顔！
私はただ 堂々と自信のある自分に なりたいと思って
なりきってみた だけなのに！
みんなの態度が あんなに変わるなんて 信じられない！
上手に脳を コントロール できた結果です
それが周りの 人々の脳まで コントロール したのだと 言えるでしょう
でも 粉物(こんなもの) ではありません
はぃはぃ
くっくっくっ
たこやき

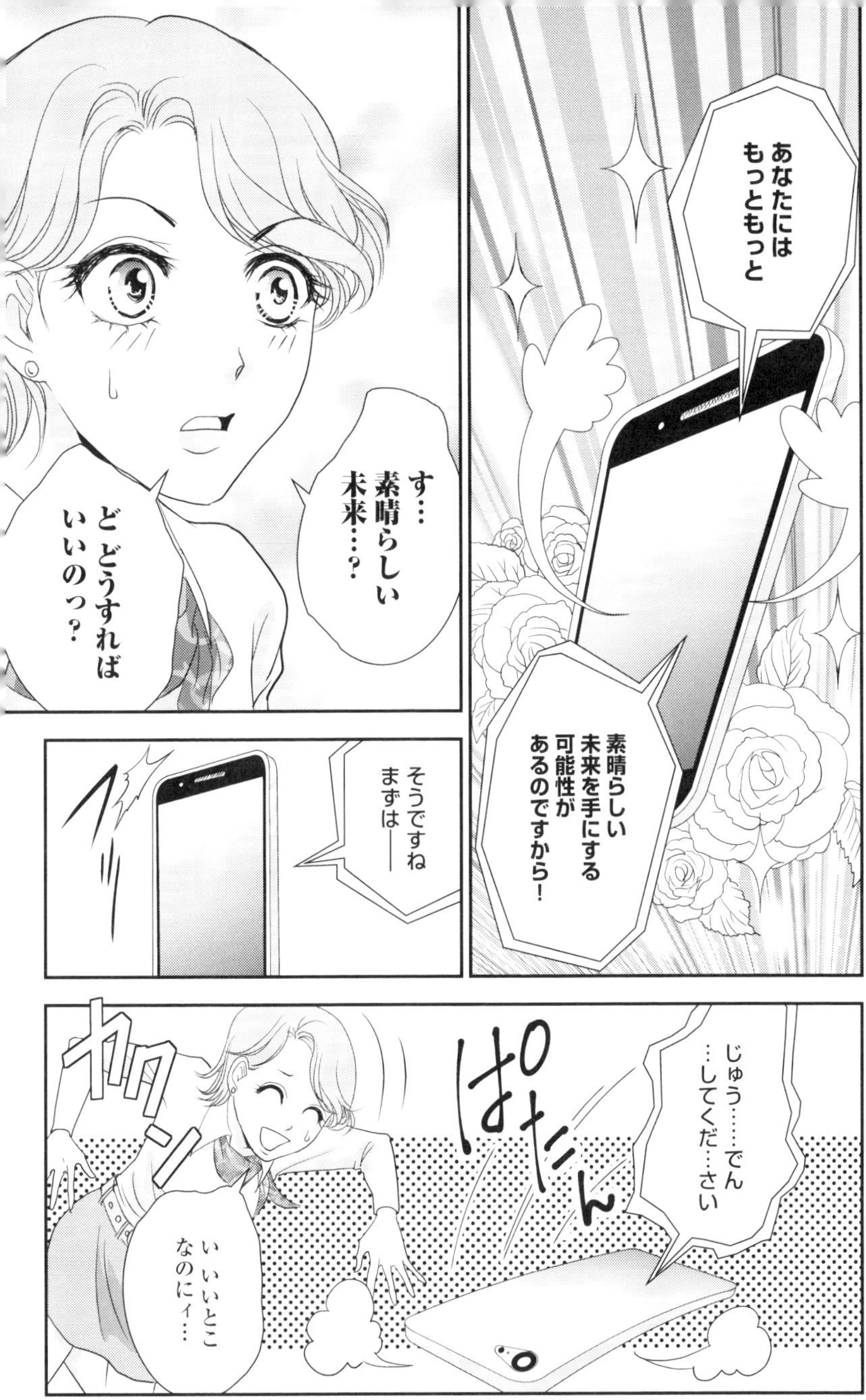
あなたには
もっともっと
素晴らしい
未来を手にする
可能性が
あるのですから！
す…
素晴らしい
未来…？
どどうすれば
いいのっ？
そうですね
まずは――
じゅう……でん
…してくだ…さい
ぱたん
カクーン
いいいとこ
なのにィ…

自分を大事に扱うことが幸せへの第一歩

汚れた車なら叩いてもいいと思う心理

～脳は見た目で判断する――

世界的な大富豪であるエドモンド・ベンジャミン・ジェームズ・ロスチャイルド男爵の夫人となった、ナディーヌ・ロスチャイルドは、著書のなかで、こんなふうに語っています。

「あなたがまず心を配るべきなのは、自分自身です」

「もしあなたがひとり暮らしなら、部屋は常にきれいに片づけるべきです。ひとりでお茶を飲むとしても、縁《ふち》の欠けたカップなどではなく、一番、上等なカップを使ってください。家でひとりで夕食をとるなら、帰りにお花とおいしいデザートを自分に買ってあげましょう」

自分で自分を好きになれるよう、自分自身に心を配る。自分で自分をかまうべきだ――。つまり、まずは自分を大事に扱うべきだと言っているのです。

マンガのなかで例にあげていた2台の車の話。きれいな車と汚れた車、あなたならどちらを叩きますか？

おそらく多くの人は、汚れた車を選ぶのではないでしょうか。

心理学に「割れ窓理論」という理論があります。これは、軽微《けいび》な犯罪がやがて凶悪な犯罪を生み出すという理論です。人間には、秩序の乱れがあると、それに同調してしまうという性質があるのです。

たとえば、きれいに掃除されて、美しく整備された道にゴミを投げ捨てるのは気が引けますが、ペットボトルが転がっていたり、スーパーのゴミ袋などがあちこちに落ちている道になら「自分がちょっとくらい捨ててもかまわないだろう」という気になって、ゴミを捨ててしまう。すでに秩序が乱れている場所があると、さらに秩序を乱すことへの心理的抵抗が少なくなるのです。

これは、人についても同じことが言えます。人間は、自分を大事にしている人を粗末《そまつ》に扱うのには、抵抗を感じるものなのです。そして、逆に自分を粗末に扱っている人には、こちらも同じように粗末に扱ってもいいような気になってしまいます。たとえば、身なりのきちんとした人には思わず敬語を使いたくなりますが、身なりにあまりに無頓着《むとんちゃく》な人には、その気はなかなか起こりません。

つまり、ほかの人から大事にされ、周囲の人と良好な人間関係を築いていくためには、まずは自分で自分を大事にする必要があるのです。

とはいっても、なかなか、これまでにしみついた癖というのは抜けないものですよね。どうしても自分を大切に扱うのが難しいときには、鏡を見てください。そして、鏡に映った自分のことをほめていくようにするのです。気に入ったところばかりでなく、嫌なところもあえて魅力的だとほめる。そうして自分を大切にする回路ができ上がったら、その瞬間からあなたの人生が変わっていきます。

どうやっても自分をほめるのが難しい、という場合には、誰かほめてくれる人をつくるのも、いい方法です。友だちでもいいし、同僚でもいいし、行きつけの美容師さんとかでもかまいません。その人にお願いして、できるだけ自分自身が気づかないところや、あえて自分が嫌だと思っているところをほめてもらってください。そうすると自分のことをどうほめたらいいか、少しずつ感じがつかめてくると思います。

ナディーヌは貧しい家庭に生まれ育ち、中学卒業と同時に家を飛び出して、印刷所や町工場などで必死に働き、やがて小劇場の女優となりました。しかし大人気スターというわけでもなく、誰もが一目置く美人というわけでもありませんでした。それでもロスチャイルド男爵と出会い、求婚されたのです。

あなたも鏡に映った自分をほめ、いつも自分を大切に扱うようにしてみてください。それができればナディーヌのように、あなたを大切にしてくれる人が、かならず現れるはずです。

なぜキャバクラに行くの？
～ほめられることの効用

求めているのは気持ちよくなれる言葉
～社会的報酬って何？

人間の脳には、報酬《ほうしゅう》系という回路があって、ここが活動すると快感を覚えます。人間はこの報酬系を何とか活動させようとして、必死に行動しています。それこそ、摂食《せっしょく》から自己実現欲求まで、ほとんどすべての欲求が、ここに集約されるといっても過言ではありません。

その快感のなかには、「社会的報酬」というものがあります。たとえば昇進が決まってうれしい、とか、上司に仕事ぶりが評価された、とか、自分は○○さんにこんなに頼りにされている、だとか、社会的に評価されることによって感じる喜びのことです。

この「社会的報酬」は、人間にとって非常に大きなウェイトを占め、さまざまな行動の原動力となります。競争に勝ちたい、称賛されたい、自分はつまらない人間ではない……。

キャバクラが好きな男性は、お姉さんたちとセックスしたいから行くわけではなく（もちろんそこは見え隠れはするわけですが、セックスだけが目的なら、ほかのサービスを利用しますよね）、お姉さんたちから「山本さんってすごーい！」「田中さんのこういうところが大好き」などと言われたくて行くのではないでしょうか？

キャバクラを選ぶのは、言語による快感を求めているから。男性は、彼女たちが与えてくれる擬似的な「社会的報酬」を買いに、キャバクラに行くのです。

こうした男性の「認められたい欲求」（＝「社会的報酬」を求める欲求）を満足させるのが天才的に上手だったのが、ウォリス・シンプソン。のちのウィンザー公夫人です。彼女と話をすると、男性は誰でも、「自分はもしかしたら、すごい男なのではないか」という気分になったといいます。そんなウォリスの魅力に取り憑《つ》かれた英国国王エドワード8世が、彼女と一緒になるために、ついには、王位まで捨ててしまった――というエピソードは有名です。

「社会的報酬」が、どれほど脳を支配しているか、とくに男性は、実感していただけるのではないでしょうか。

成果をあげる人は形から自分を変える

いざというときに力が発揮できる人とは？

～脳の性質を利用しよう

自己暗示には、効果があるのか――。

社会心理学者のエイミー・カディが、この疑問に示唆《しさ》を与える、おもしろい実験をしています。自信があるように見せかけたいとき、そうしたポーズが心理学的および生理学的にどのような効果があるのかを調べる実験で、被験者に強いポーズと弱いポーズの両方をとってもらったのです。

すると、強いポーズをとってもらうと自信が出てきたり、喜んでリスクをとったりするようになることがわかりました。

生理的な変化としては、リスクをとる行動を促すホルモン、テストステロンの値が上昇し、ストレスホルモンであるコルチゾールのレベルが激減しました。一方、弱いポーズをとってもらうと、それとはまったく逆の反応が見られました。

この研究結果から、ストレスが多い状況のときの対処法として、両手を広げたり、姿勢を正して背を反らせたりすることに一定の効果があるということがわかりました。これらは、気分を良くしたり自信が持てるようになったりするのに良い方法です。

カディは、試験や面接の前など、緊張する場面では、その数分前にトイレの個室でもどこでもいいので、体を大きく開いてリラックスすることをすすめています。

（ただし、極度にストレスを感じているときには、強いポーズはそこまで効果がないとも言われています）。

また、ボディランゲージで自分をより強力に見せられることは一般的にもよく知られていますが、この実験からボディランゲージが相手だけでなく、本人にも大きな影響を与えているということがわかったのです。

「なりきっていると、そうなってくる」ということは、あながち間違いではなく、自分のなりたい姿や状態になりきり、自信があるように振る舞ったり、強がって見せたりすることが、なりたい自分につながるきっかけになっていきます。

さらに別のグループの実験では、自分に当てはまる否定的な固定観念を思い出させるだけで、テストの点数が悪くなってしまうということも明らかになりました。逆に、肯定的な観念が成績をアップさせるといううれしい結果も！

自分に当てはまる固定観念とは、性別、年齢、人種、社会的経済的状態などに関する情報のことです。たとえば、女性は物理が苦手だ、とか、日本人は数学がよくできる、など。こうした情報が如実に、テストの点数を左右してしまうのです。

私たちの脳は、集団や身近にいる人々について、その特徴を一般化したり、無意識に、あるまとまりにカテゴライズしたりしてしまうという特徴があります（これを「ゲシュタルト」と言いますが、詳しくは次章で説明します）。ですから、固定観念を完全に払拭《ふっしょく》するというのは、非常に難しいことでしょう。なぜなら脳が、固定観念を持つようにつくられてしまっているからです。

しかし、それをうまく利用することは可能です。自分が「こうしたい」「このような成果をあげたい」というイメージにあわせた固定観念をつくり上げるのです。その効果は、科学的に明らかに証明されています。

いざというときに力が発揮できる人は、このような脳の性質を、実にうまく活用しているのです。

脳は単純で融通《ゆうずう》のきかない器官ですが、上手に使うと人生を楽しく乗り切っていくために、非常に便利な装置でもあるのです。

真似することで自分が変わる
～モノマネ脳の力

他者の状況や気持ちをコピーする脳
～ミラーニューロンの働き

自己イメージに関する固定観念が、テストの成績を左右してしまうという結果が明らかになったわけですが、実は、自己イメージには直接関係のない情報に対しても、それが行動に反映されてしまうことがあります。

たとえば、こんな実験事実が知られています。若い人に対して、高齢者に関する固定観念（耳が遠い、筋肉が衰《おとろ》えるので動作の機敏《きびん》性が落ちていく、など）をいくつか聞かせると、歩く速度が遅くなるのです。自分にはまったくあてはまらない資質なのに、いつか自分も高齢者になるのだという可能性がうっすらと想起《そうき》され、自分では意識していないのに、自然に「歩く」という行動に影響を与えてしまうのです。

なぜ、このような結果が生じるのでしょうか？

人間の脳には、「ミラーニューロン」という神経細胞があると言われています。これは、モノマネ脳、共感脳とも言えるもので、たとえば自分に悲しいことが起こったわけではないのに泣いてしまう、「もらい泣き」などは、この「ミラーニューロン」の働きによるものだとされています。

「ミラーニューロン」は1996年、サルの脳で発見されました。実験者が、飲み物を飲むしぐさをしたときに、サルの脳のなかで、サルがジュースを飲むときに信号を出す神経細胞が活動していることがわかったのです。多くの実験が繰り返されるなかで、サルの下前頭皮質《かぜんとうひしつ》と、下頭頂皮質《かとうちょうひしつ》のほぼ1割にあたる神経細胞に、こうした、他者の能力を写しとる能力があることが明らかになりました。

これは人間でも同じことが起こると考えられています。つまり、成功している人や幸せな人の考え方、生き方を目の当たりにすると、それが勝手に脳にコピーされ、成功者の自己イメージが自分の自己イメージと重なって、自然に行動や結果に反映されていくのです。

目標とするべき人のやっていることや、考えていることを積極的に真似したり吸収したりしていくということは、脳科学から見ても、とても意味があることなのです。

目標に合わせて脳を書きかえよう

脳の書きかえから始めるダイエット
～痩せやすい習慣をつける

脳というのは、いったん目標が設定されてしまうと、その目標に向かって自動的にいつまでも走り続けてしまう性質があり、これをうまく利用してやることで、思いどおりの結果を手にすることが可能と言えます。たとえばダイエット。

「痩せたいけど食べたい」「甘いものをやめられない」

そんな人は、脳の性質を考慮したダイエット戦略を練りましょう。

痩せやすい人と太りやすい人の差。それは「ＮＥＡＴ」の違いです。「ＮＥＡＴ」とは、Non-Exercise Activity Thermogenesis（非運動性活動熱産生）の略称で、日常の生活活動で消費されるエネルギーのことです。アメリカの運動科学の専門家が、特別な運動をしなくても日常生活のなかで「ＮＥＡＴ」を増やしていけば、肥満を解消できるという研究結果を発表しています。

それによると、痩せている人は、太っている人と比べると「NEAT」が1日に約350キロカロリーも多いのです。この差は姿勢の違いから生じるということがわかりました。太っている人は座っている時間が長く、立っている時間が少なかったのです。1日350キロカロリー消費すれば1年で約12万7750キロカロリー。脂肪組織1キログラムを7000キロカロリーと換算すると、1年で約18キログラムという大きな差になってしまいます。定期的に運動をしようという心がけも大切ですが、こまめに動くことはそれ以上に大切なのです。つまり、痩せやすい人は、痩せやすい生活スタイルを身につけているということです。


では、痩せやすい生活スタイルを身につけるにはどうしたらよいか。それは、「動いていることが楽しい」と脳に思い込ませることが、シンプルですが一番早道でしょう。

電車のなかでは、座るよりも立っているほうが、車内がよく観察できるし、車窓の景色もよく見えて楽しい。せっかく階段をのぼることができる若さと筋力を持っているのだから、エスカレーターを使わずに、自分の足を使ってあげないと損。

このように、あなたの脳を、痩せやすい脳に書きかえてしまいましょう。

第1章 ここをチェック!

Q なぜ自分を大事に扱うべきなの?

A 自分を粗末に扱う人は、他人からも粗末に扱われてしまうものなのです。自分を大事に扱い、身なりにも気を使って、自分自身をほめてあげましょう。そうすることで自信も生まれ、周りの人々からも大事にされるようになるのです。

Q なりきることには効果があるの?

A 自信のあるポーズをとると本当に自信が湧いてくることは、実験の結果からも明らかになっています。外見だけでなく内面的にも、自分の望むイメージに合わせた固定観念を持つことで、理想の姿に近づけるのです。脳の性質をうまく利用して、より素晴らしい毎日を送りましょう。

Q 「モノマネ脳」って何?

A 他者の能力を写しとる働きを持つ神経細胞「ミラーニューロン」のこと。幸せな人、自分の理想とする人の生き方や考え方を目にすると、「ミラーニューロン」がそれを自分の脳にコピーしてくれ、自然と思考や行動に反映されるのです。理想とする人をいつも意識することは、その理想に近づく効果的な手段なのです。

Q 脳は書きかえられるの?

A なかなか目標を達成できない、あるいは、そのための努力が長続きしない、という人は、その目標や努力が「大変なこと、面倒なこと」ではなく「楽しいこと、おトクなこと」だと脳に思い込ませてしまいましょう。無理なく続けられる程度の努力を「習慣」にしてしまえば、自然と目標達成に向かって進んで行けます。

第2章

脳に騙されるな！

～錯覚のメカニズム

理想の自分に＜なりきる＞ことで、自分にも周りにも劇的な変化が！　毎日がきらめき始めた私に、さらに素敵な予感が——。

PART3
リーダーになるのはどんな人？

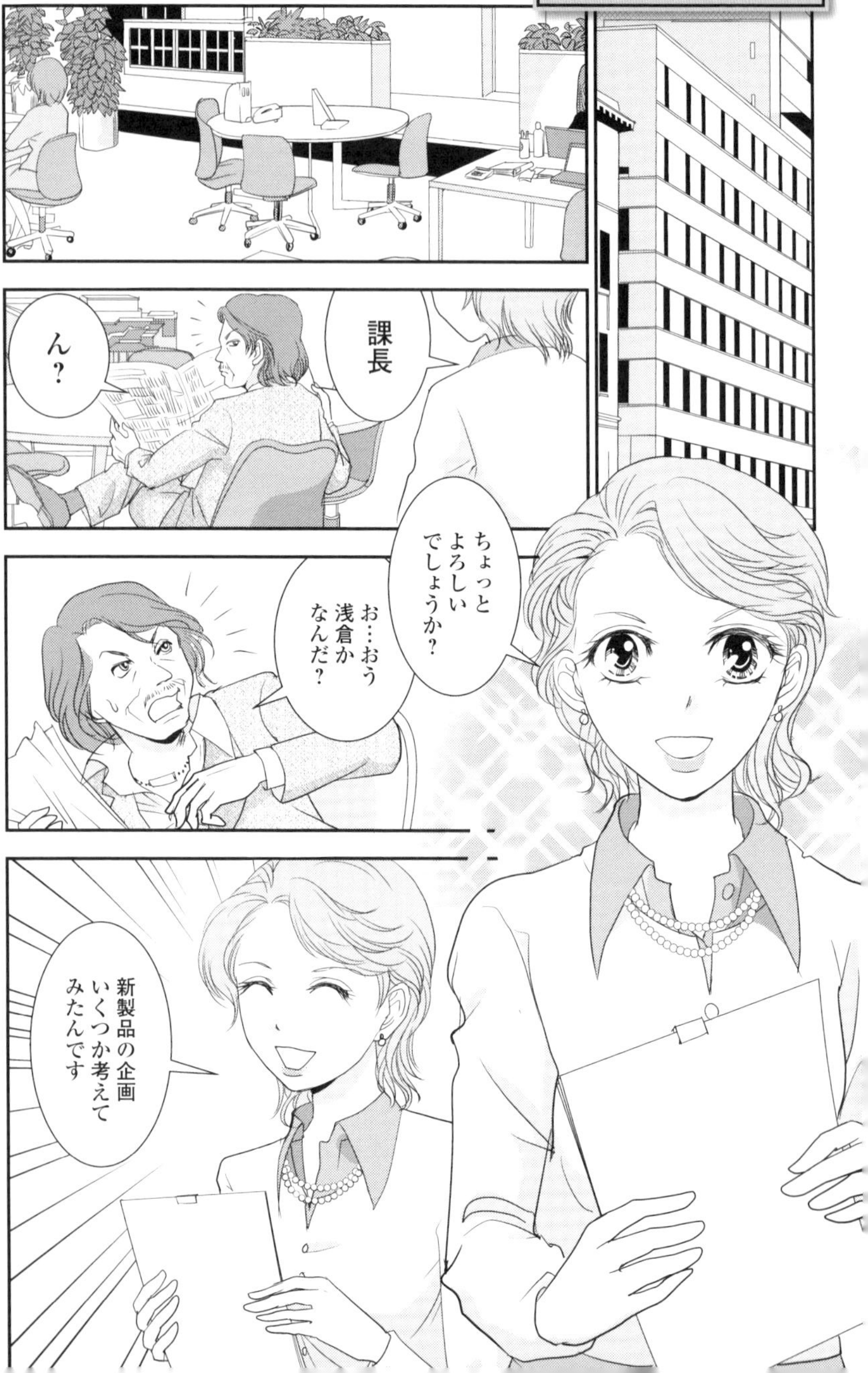

課長
ん？
ちょっとよろしいでしょうか？
お…おう浅倉かなんだ？
新製品の企画いくつか考えてみたんです

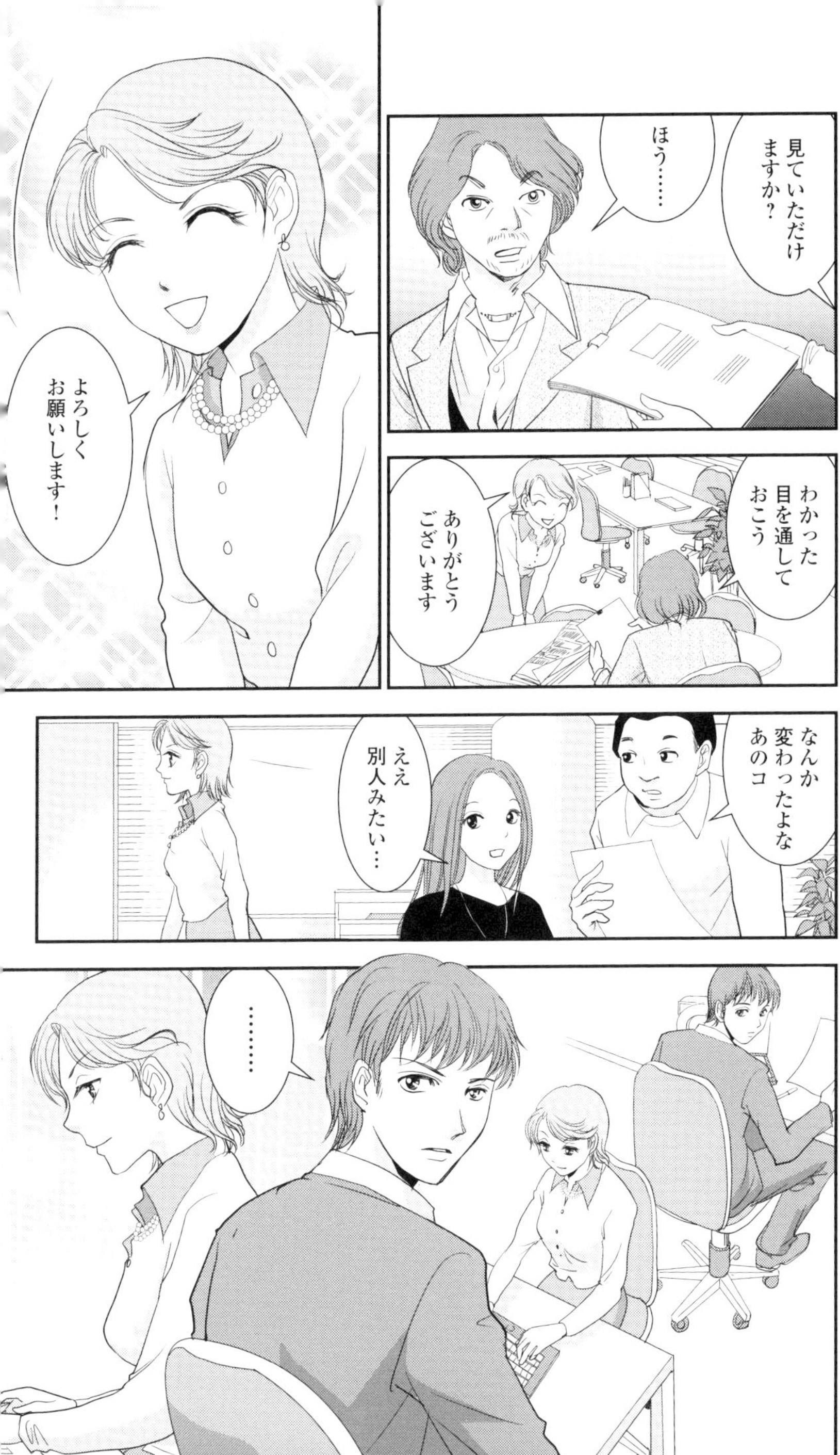
見ていただけますか？
ほう……
わかった目を通しておこう
ありがとうございます
よろしくお願いします！
なんか変わったよなあのコ
ええ別人みたい…
………

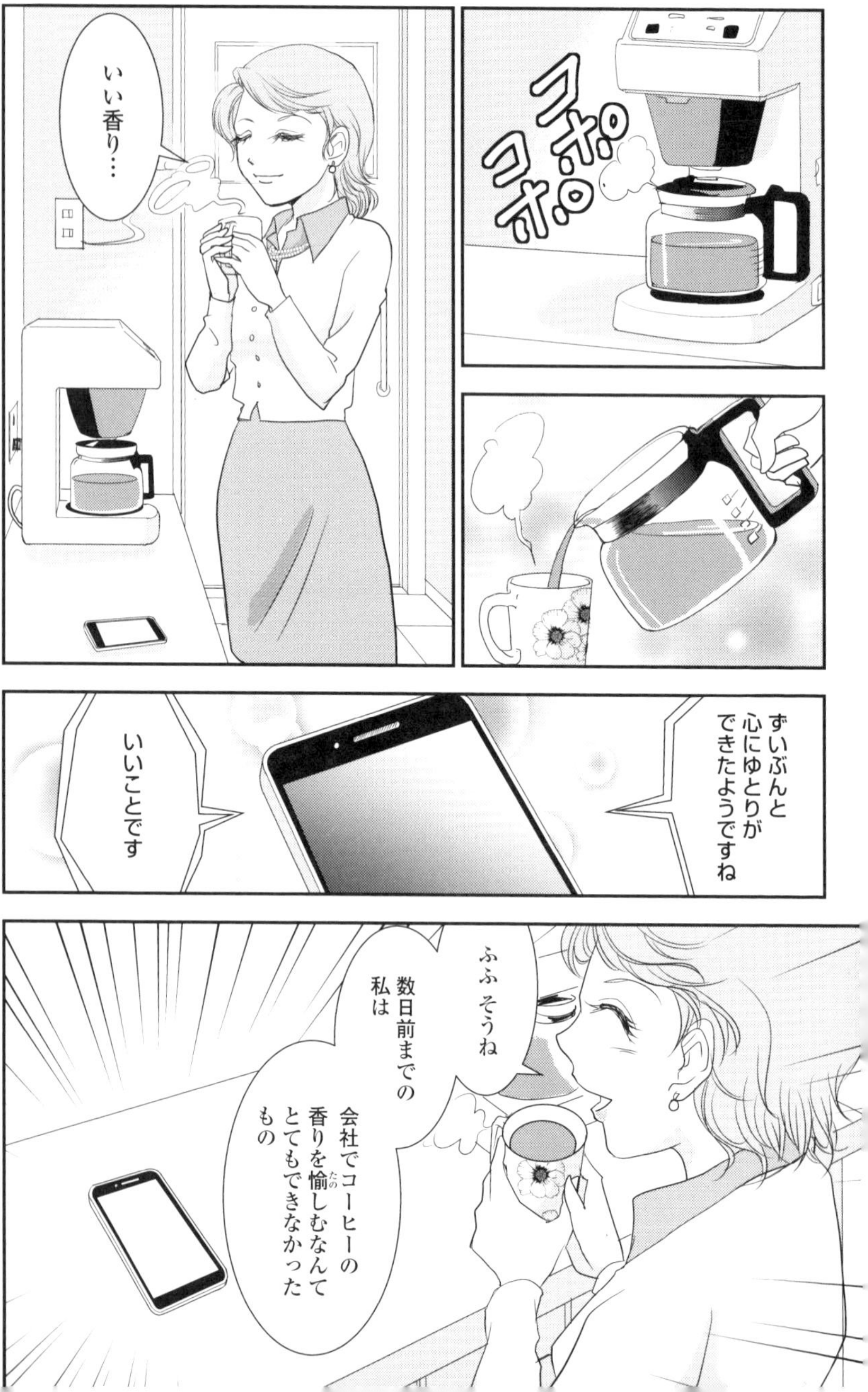
コポコポ
いい香り…
ずいぶんと心にゆとりができたようですね
いいことです
ふふ そうね
数日前までの私は
会社でコーヒーの香りを愉《たの》しむなんてとてもできなかったもの

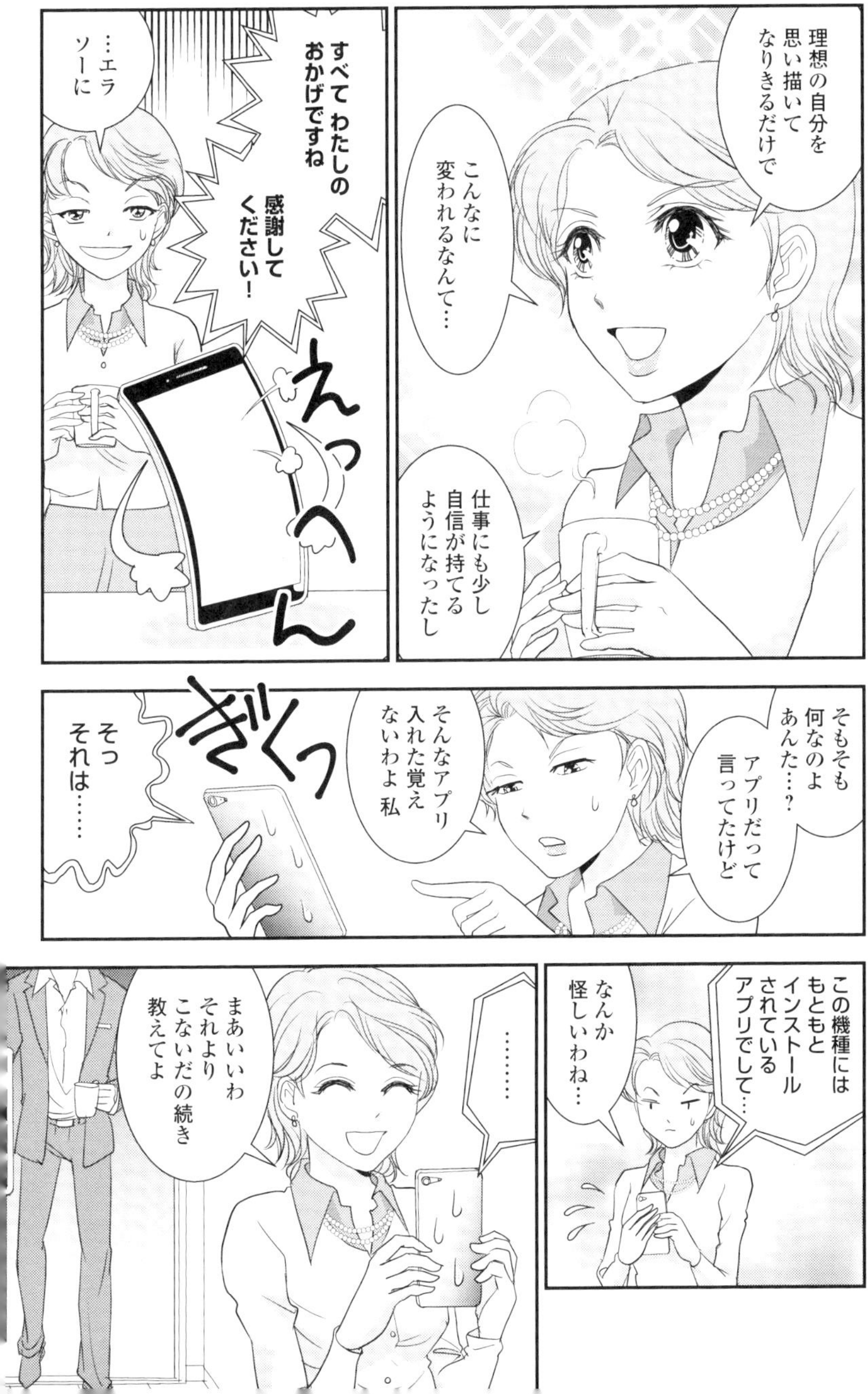
理想の自分を思い描いてなりきるだけで
こんなに変われるなんて…
仕事にも少し自信が持てるようになったし
すべて わたしのおかげですね
感謝してください！
えっへん
…エラソーに
そもそも何なのよあんた…？
アプリだって言ってたけど
そんなアプリ入れた覚えないわよ 私
ぎくっ
そっそれは……
この機種にはもともとインストールされているアプリでして…
なんか怪しいわね…
………
まあいいわ
それよりこないだの続き教えてよ

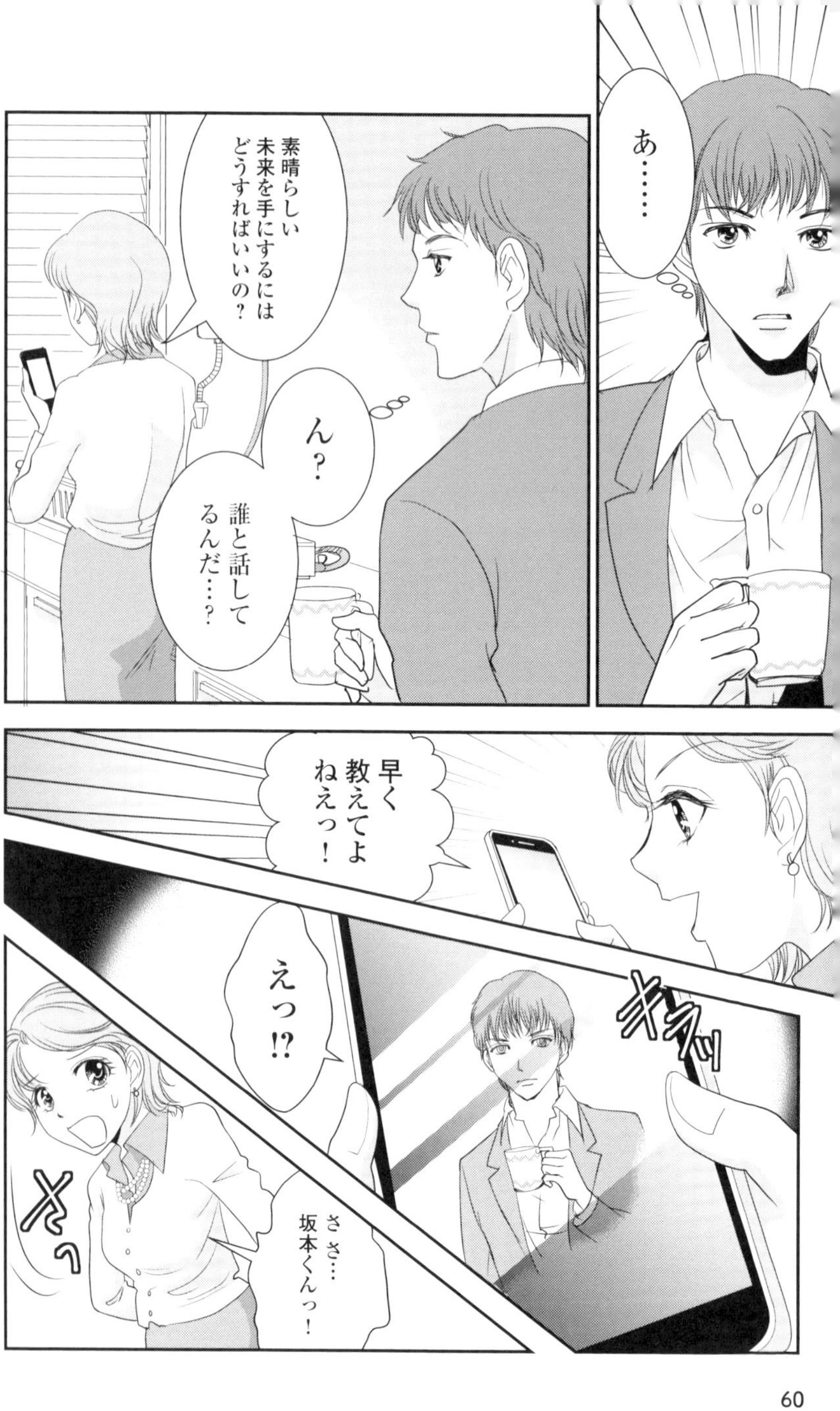
あ……
素晴らしい未来を手にするにはどうすればいいの？
ん？
誰と話してるんだ…？
早く教えてよねえっ！
キッ
えっ!?
ささ…坂本くんっ！

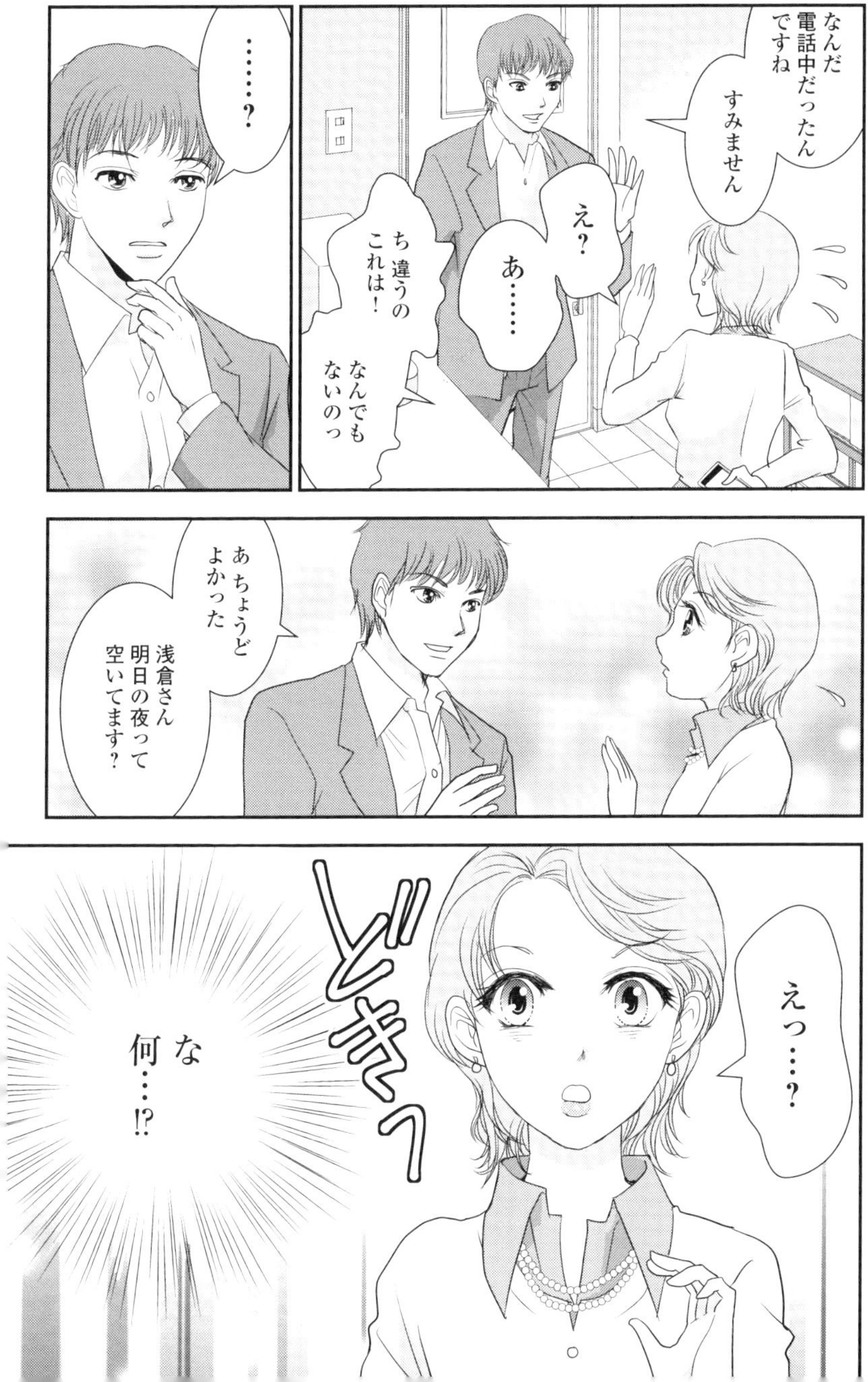
なんだ電話中だったんですね
すみません
え？
あ……
ち違うのこれは！
なんでもないのっ
……？
あちょうどよかった
浅倉さん明日の夜って空いてます？
えっ…？
どきっ
な何…!?

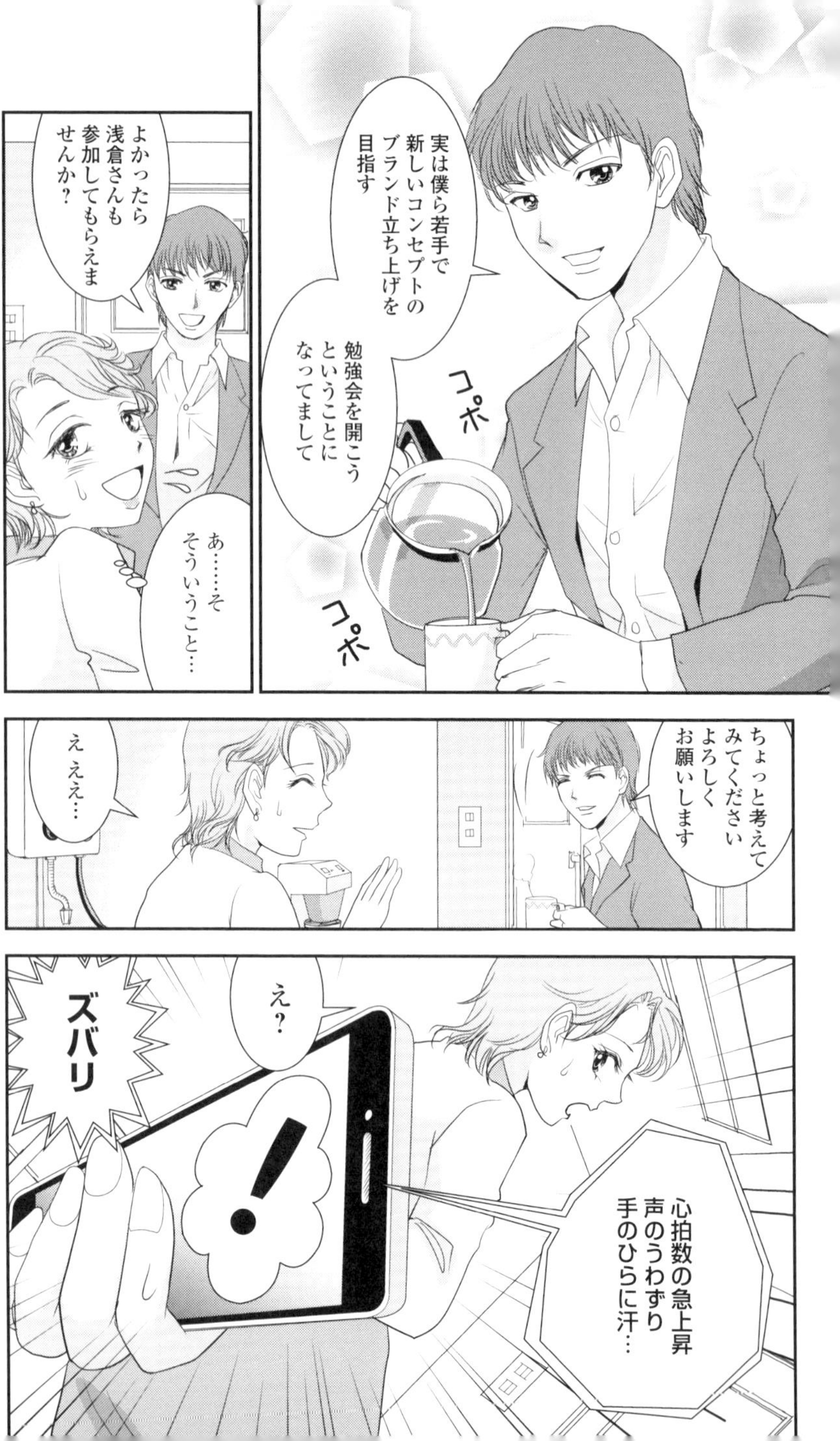
実は僕ら若手で新しいコンセプトのブランド立ち上げを目指す
勉強会を開こうということになってまして
コポ
コポ
よかったら浅倉さんも参加してもらえませんか？
あ……そそういうこと…
ちょっと考えてみてくださいよろしくお願いします
え ええ…
え？
ズバリ
!
心拍数の急上昇
声のうわずり
手のひらに汗…

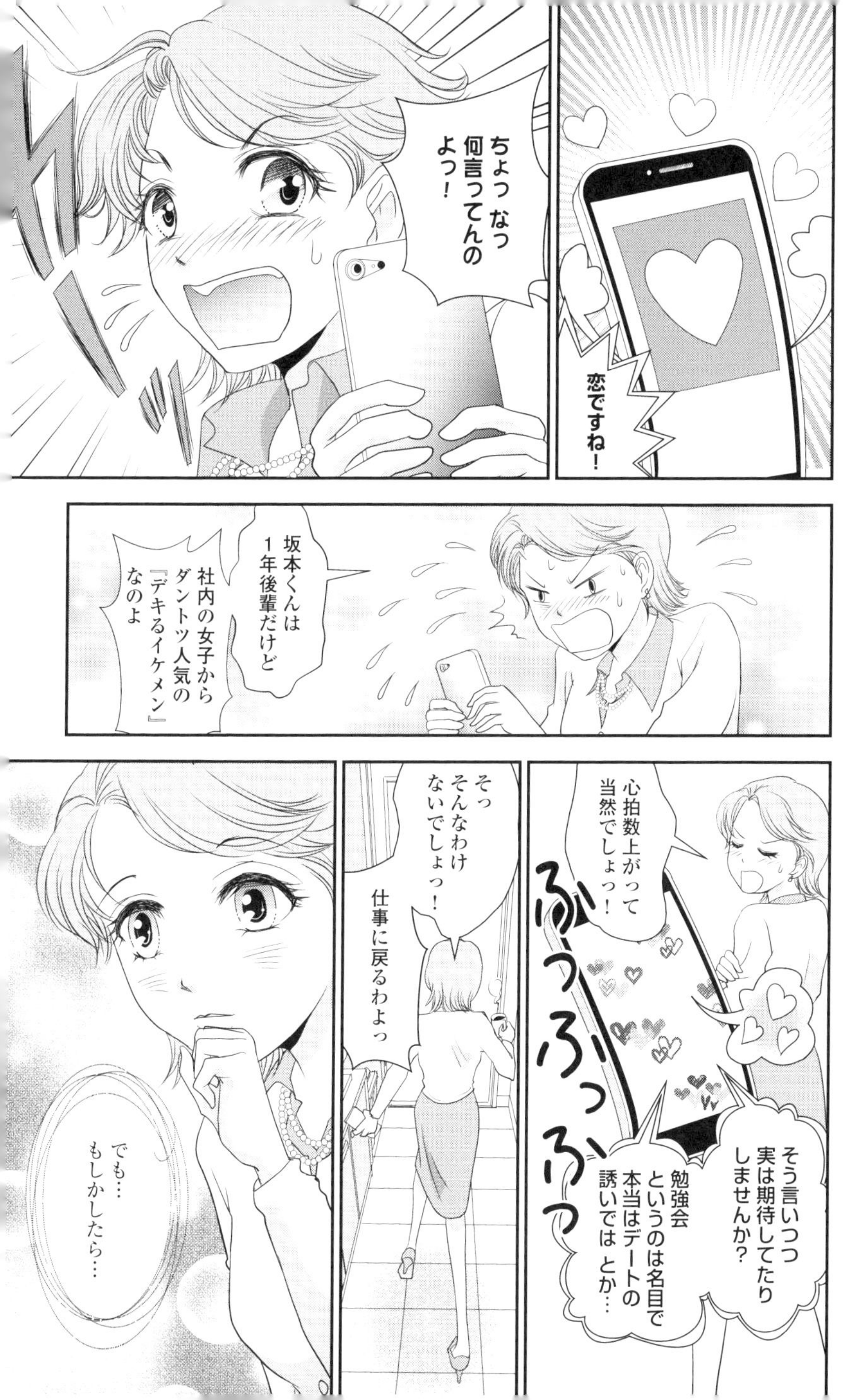
恋ですね！
ちょっ なっ 何言ってんのよっ！
坂本くんは1年後輩だけど
社内の女子からダントツ人気の『デキるイケメン』なのよ
心拍数上がって当然でしょっ！
ふうふっふっ
そう言いつつ実は期待してたりしませんか？
勉強会というのは名目で本当はデートの誘いでは とか…
そっ そんなわけないでしょっ！
仕事に戻るわよっ
でも…もしかしたら…

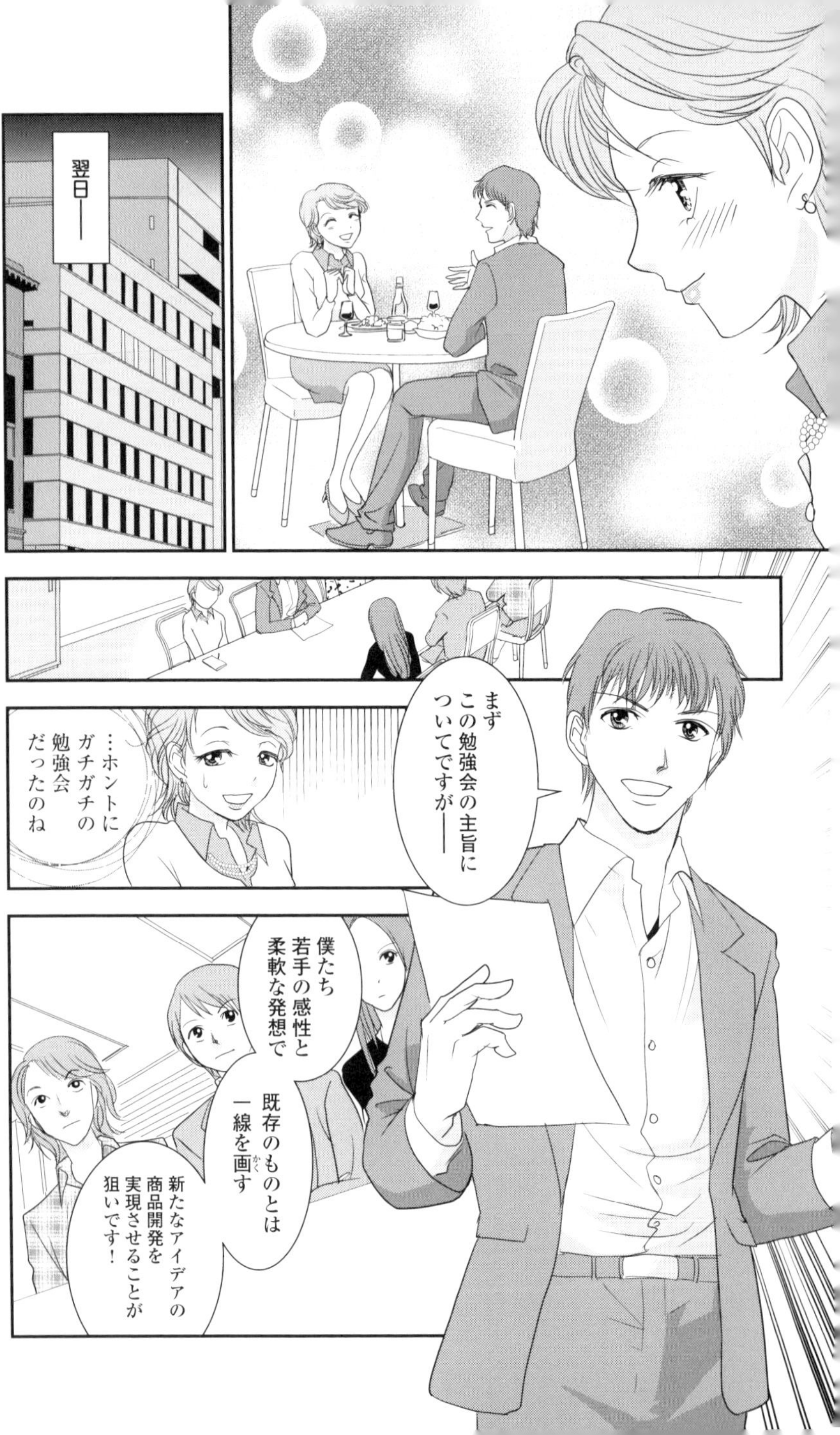
翌日——
まず この勉強会の主旨に ついてですが——
…ホントに ガチガチの 勉強会 だったのね
僕たち 若手の感性と 柔軟な発想で
既存のものとは 一線を画《かく》す
新たなアイデアの 商品開発を 実現させることが 狙いです！

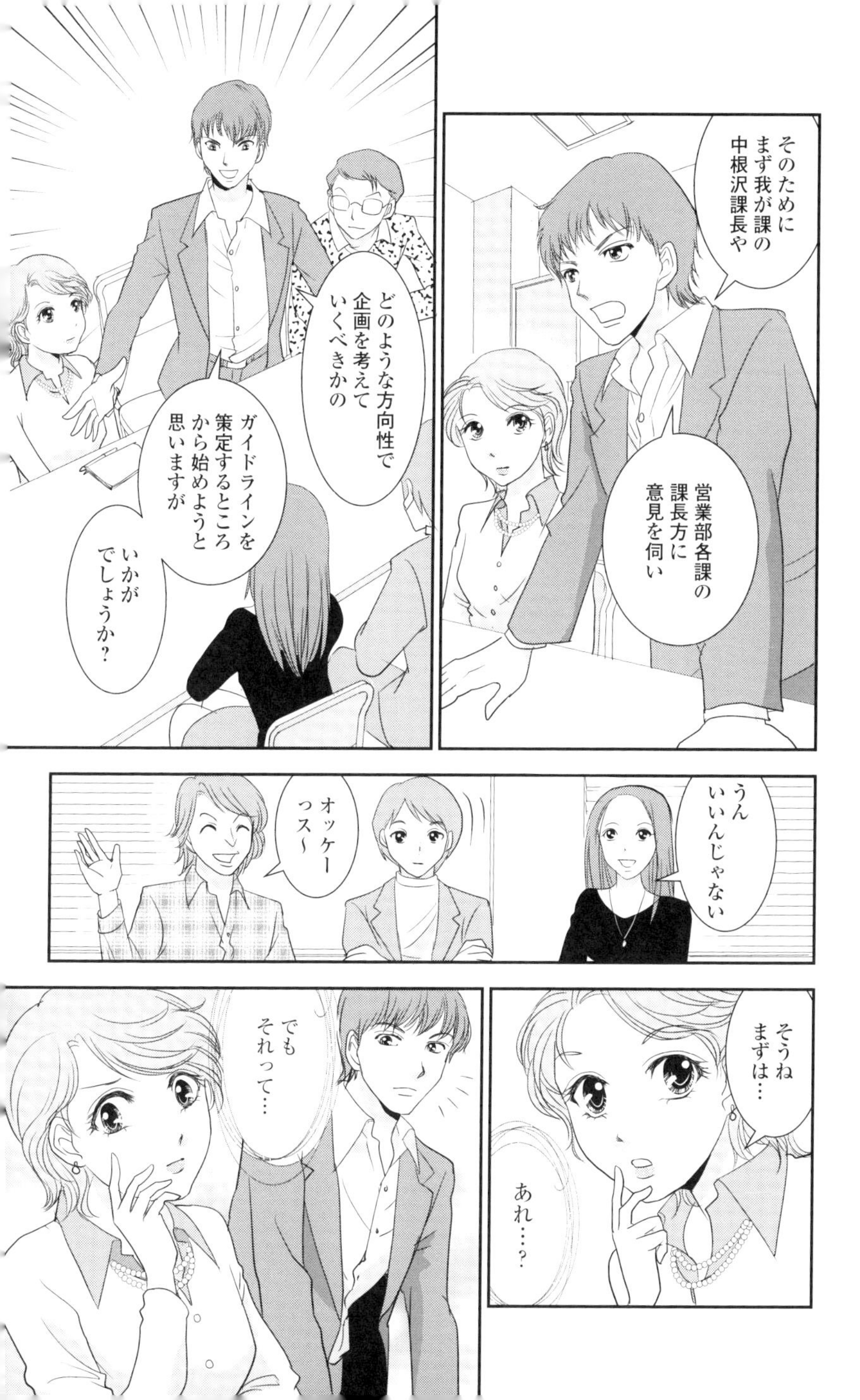
そのためにまず我が課の中根沢課長や
営業部各課の課長方に意見を伺い
どのような方向性で企画を考えていくべきかの
ガイドラインを策定するところから始めようと思いますが
いかがでしょうか？
うんいいんじゃない
オッケーっス～
そうねまずは…
あれ…？
でもそれって…

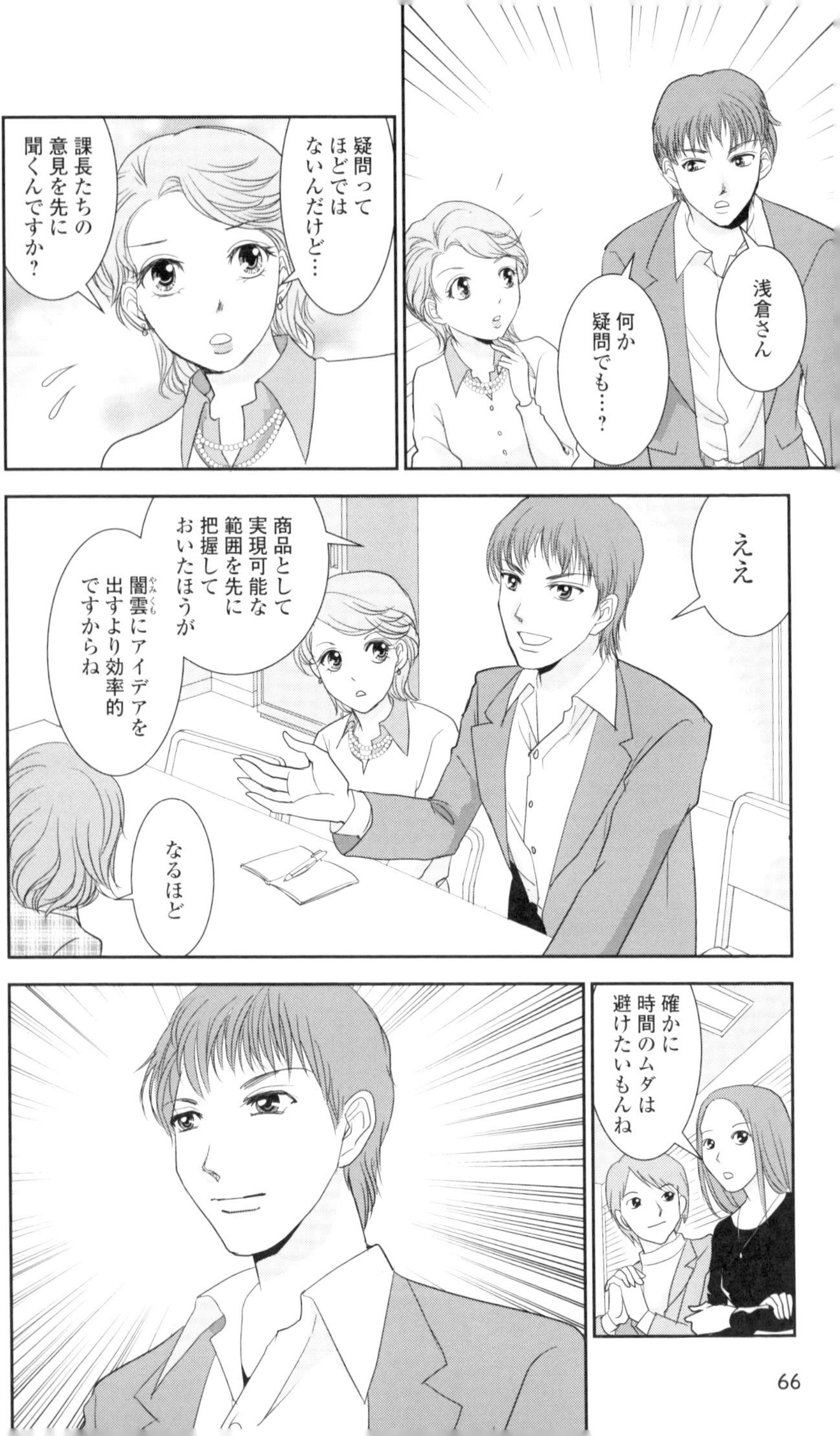
浅倉さん
何か疑問でも…？
疑問ってほどではないんだけど…
課長たちの意見を先に聞くんですか？
ええ
商品として実現可能な範囲を先に把握しておいたほうが
闇雲《やみくも》にアイデアを出すより効率的ですからね
なるほど
確かに時間のムダは避けたいもんね

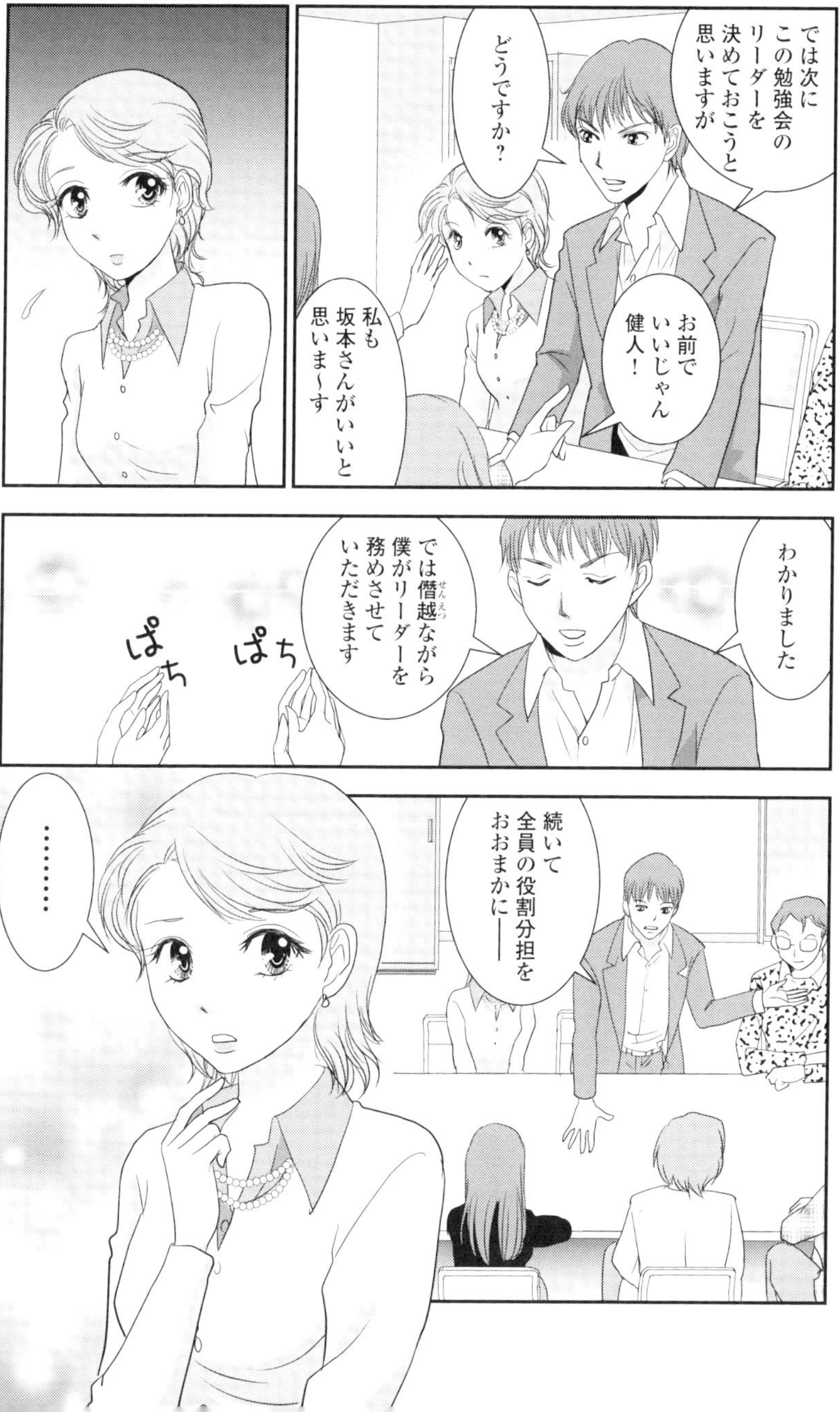
では次にこの勉強会のリーダーを決めておこうと思いますが
どうですか？
お前でいいじゃん健人！
私も坂本さんがいいと思いま～す
わかりました
では僭越《せんえつ》ながら僕がリーダーを務めさせていただきます
ぱち
ぱち
続いて全員の役割分担をおおまかに――
…………

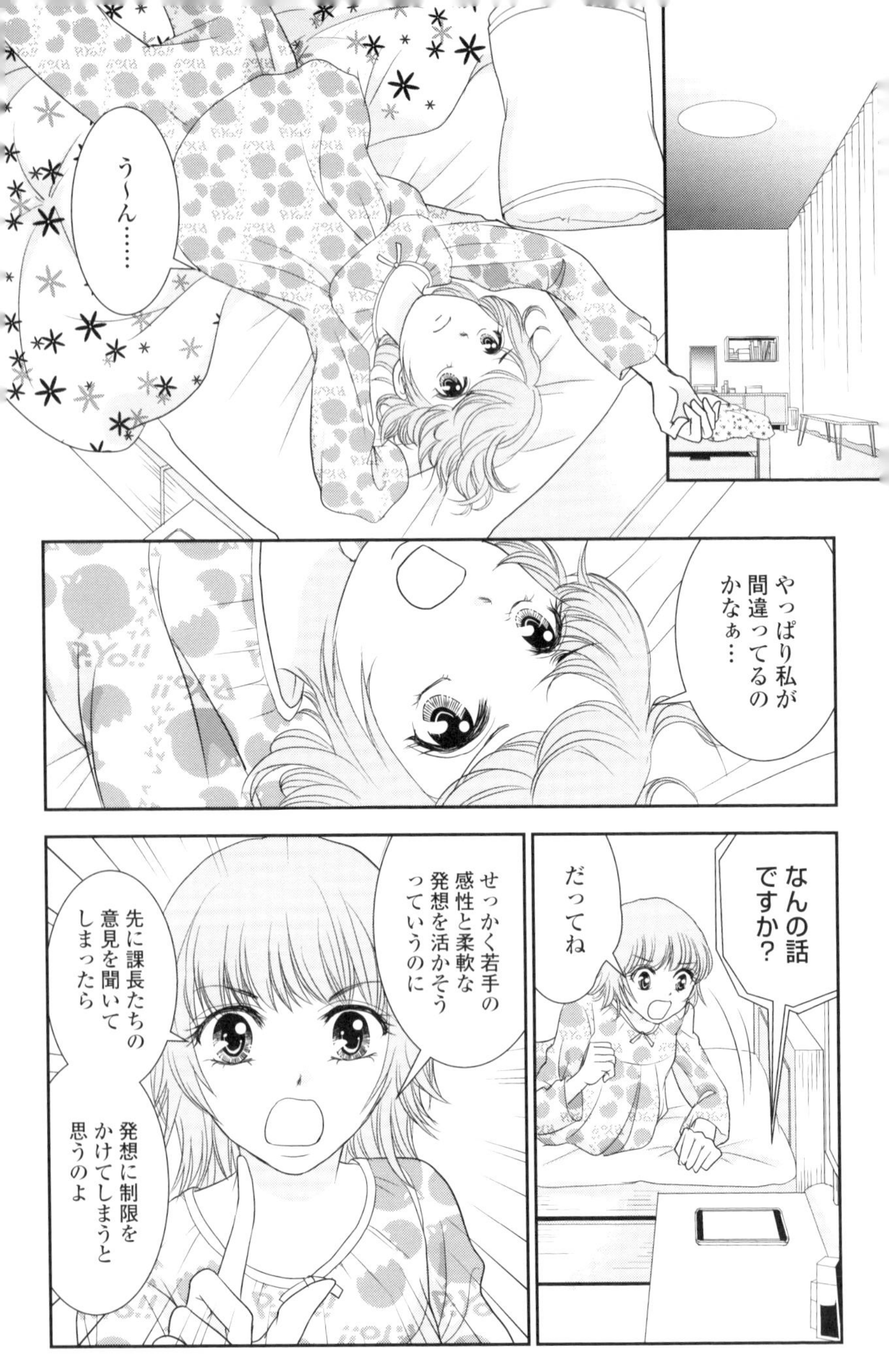
う～ん……
やっぱり私が間違ってるのかなぁ…
なんの話ですか?
だってね
せっかく若手の感性と柔軟な発想を活かそうっていうのに
先に課長たちの意見を聞いてしまったら
発想に制限をかけてしまうと思うのよ

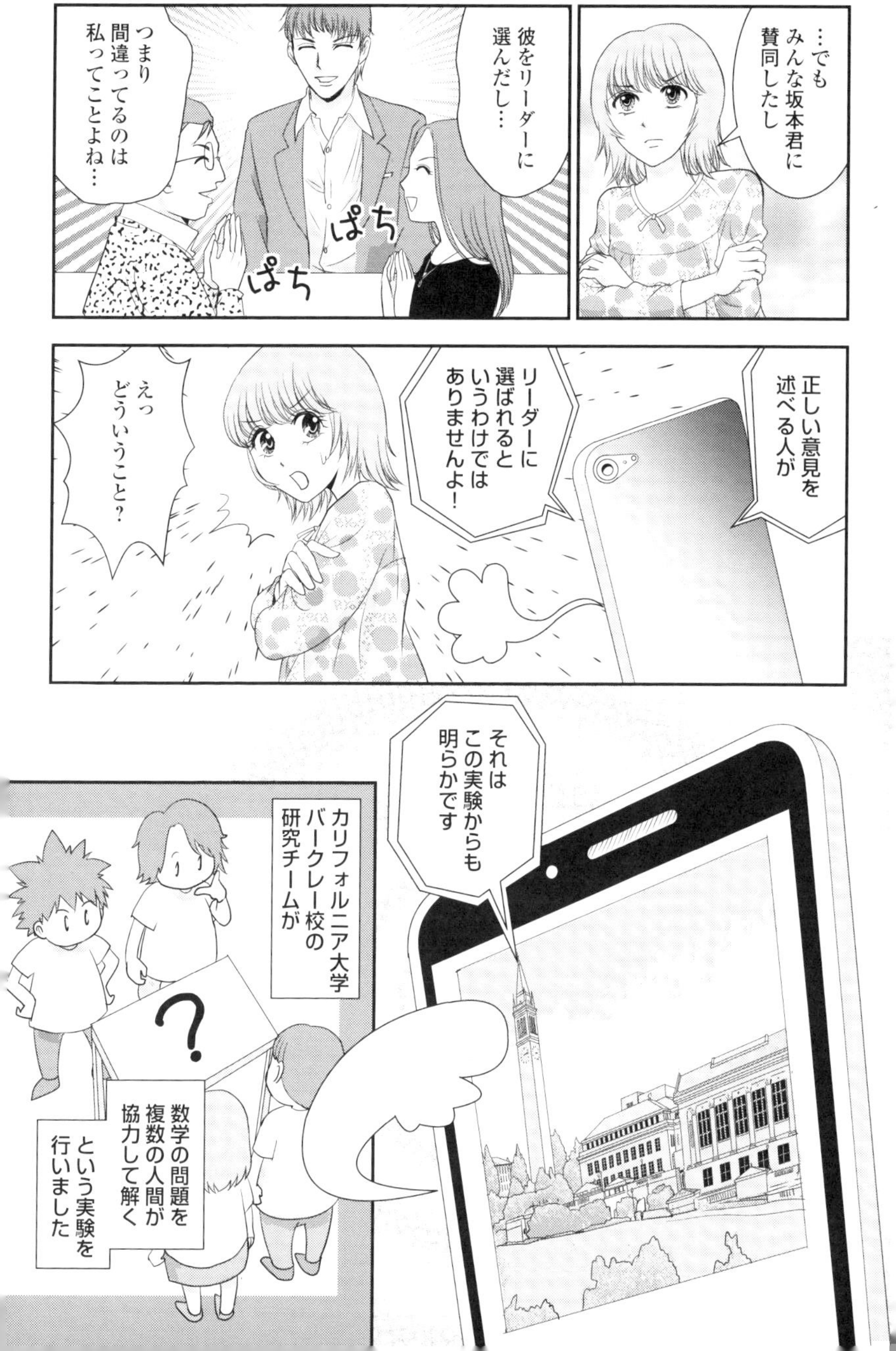
…でも みんな坂本君に 賛同したし
彼をリーダーに 選んだし…
ぱち
ぱち
つまり 間違ってるのは 私ってことよね…
正しい意見を 述べる人が
リーダーに 選ばれると いうわけでは ありませんよ！
えっ どういうこと？
それは この実験からも 明らかです
カリフォルニア大学 バークレー校の 研究チームが
数学の問題を 複数の人間が 協力して解く
という実験を 行いました

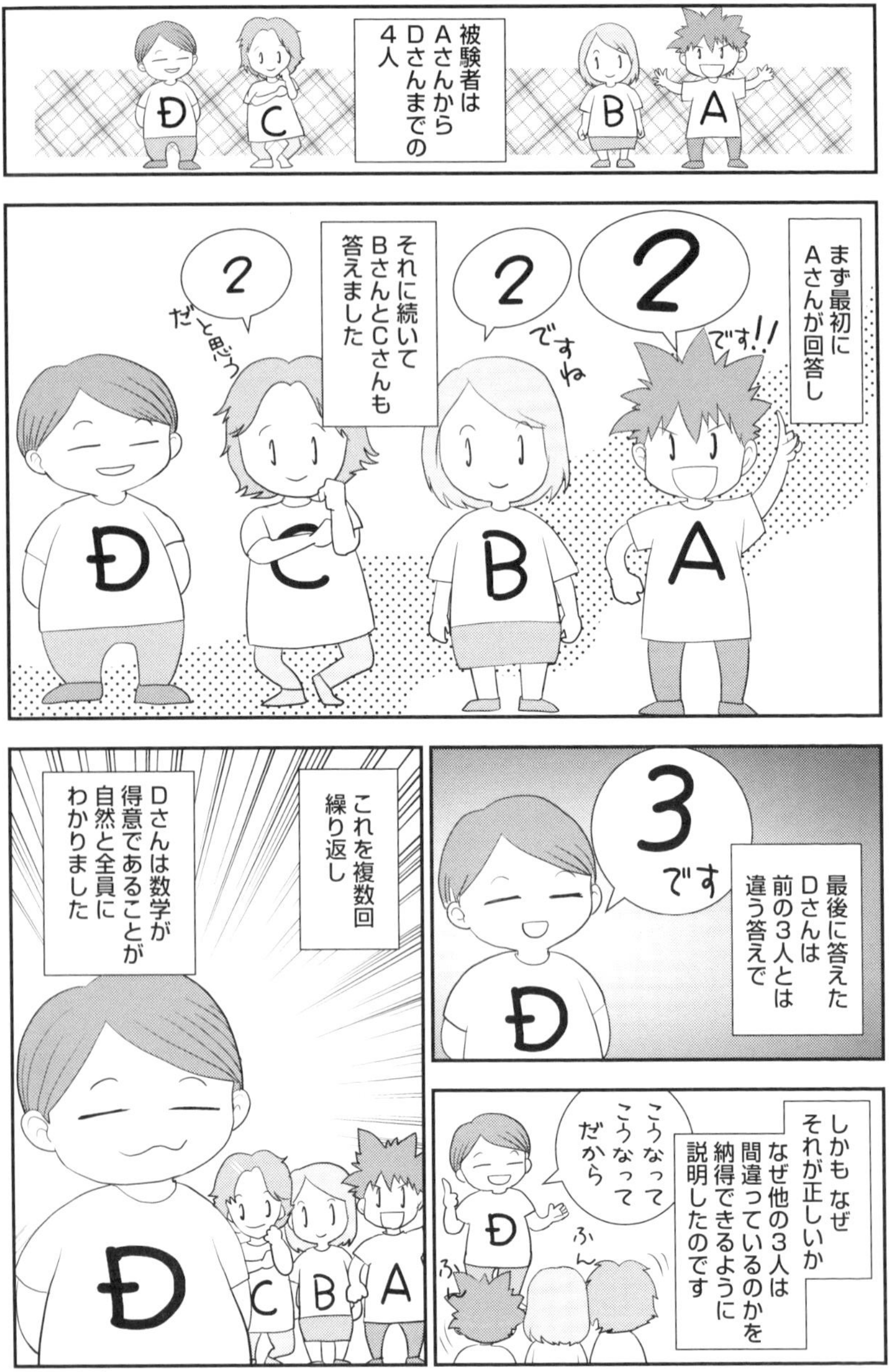
被験者はAさんからDさんまでの4人
まず最初にAさんが回答し
2です!!
2ですね
それに続いてBさんとCさんも答えました
2だと思う
最後に答えたDさんは前の3人とは違う答えで
3です
これを複数回繰り返し
Dさんは数学が得意であることが自然と全員にわかりました
しかも なぜそれが正しいかなぜ他の3人は間違っているのかを納得できるように説明したのです
こうなってこうなってだから
ふん
ふん

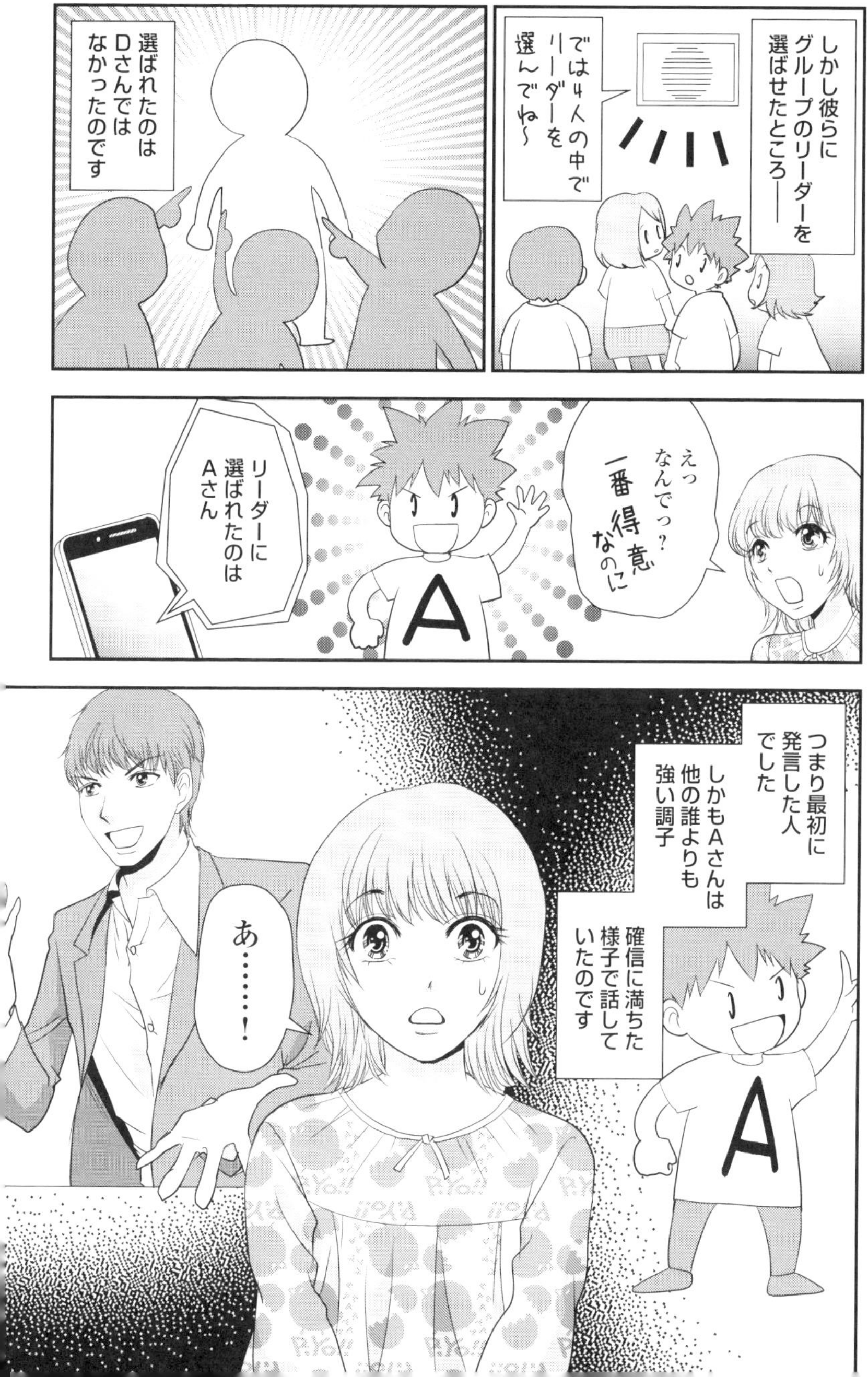

しかし彼らにグループのリーダーを選ばせたところ――
では4人の中でリーダーを選んでね～
選ばれたのはDさんではなかったのです
えっなんでっ？一番得意なのに
リーダーに選ばれたのはAさん
つまり最初に発言した人でした
しかもAさんは他の誰よりも強い調子
確信に満ちた様子で話していたのです
あ……！

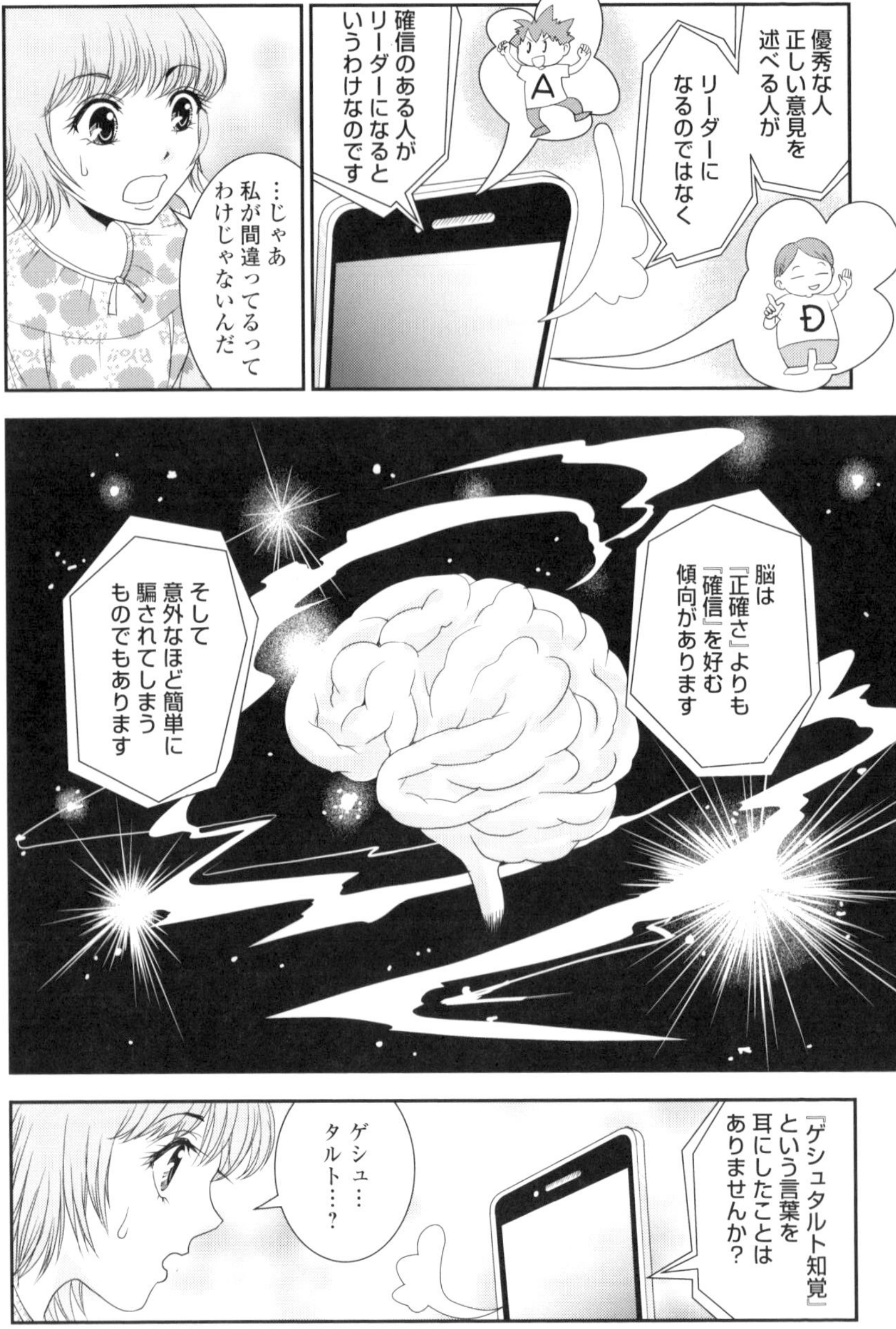
優秀な人 正しい意見を 述べる人が
リーダーに なるのではなく
確信のある人が リーダーになると いうわけなのです
…じゃあ 私が間違ってるって わけじゃないんだ
脳は『正確さ』よりも『確信』を好む傾向があります
そして意外なほど簡単に騙されてしまうものでもあります
『ゲシュタルト知覚』という言葉を耳にしたことはありませんか?
ゲシュ… タルト…?

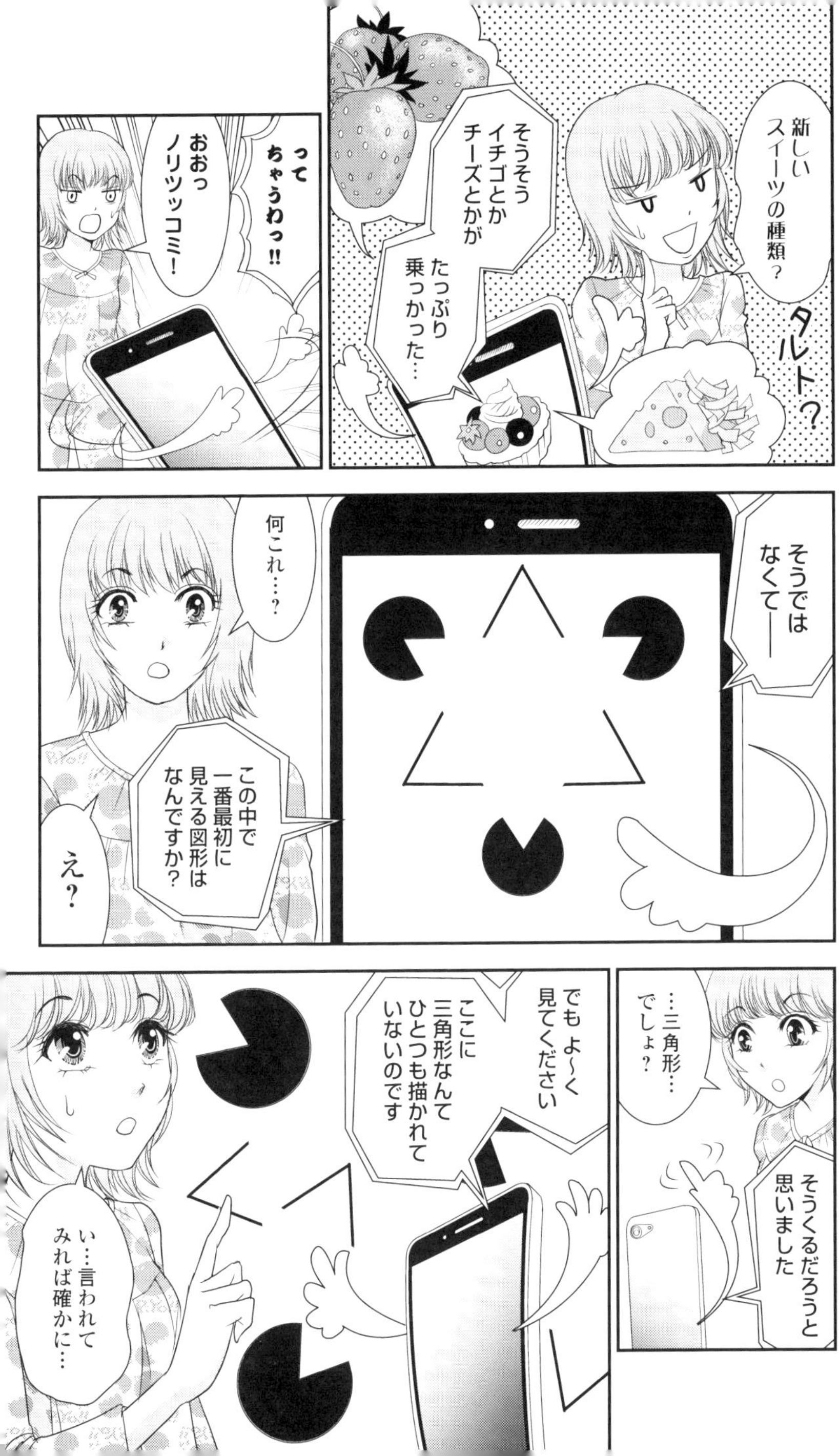
新しいスイーツの種類？
タルト？
そうそうイチゴとかチーズとかが
たっぷり乗っかった…
ってちゃうわっ!!
おおっノリツッコミ!
そうではなくて――
何これ…？
この中で一番最初に見える図形はなんですか？
え？
…三角形…でしょ？
そうくるだろうと思いました
でもよ～く見てください
ここに三角形なんてひとつも描かれていないのです
い…言われてみれば確かに…

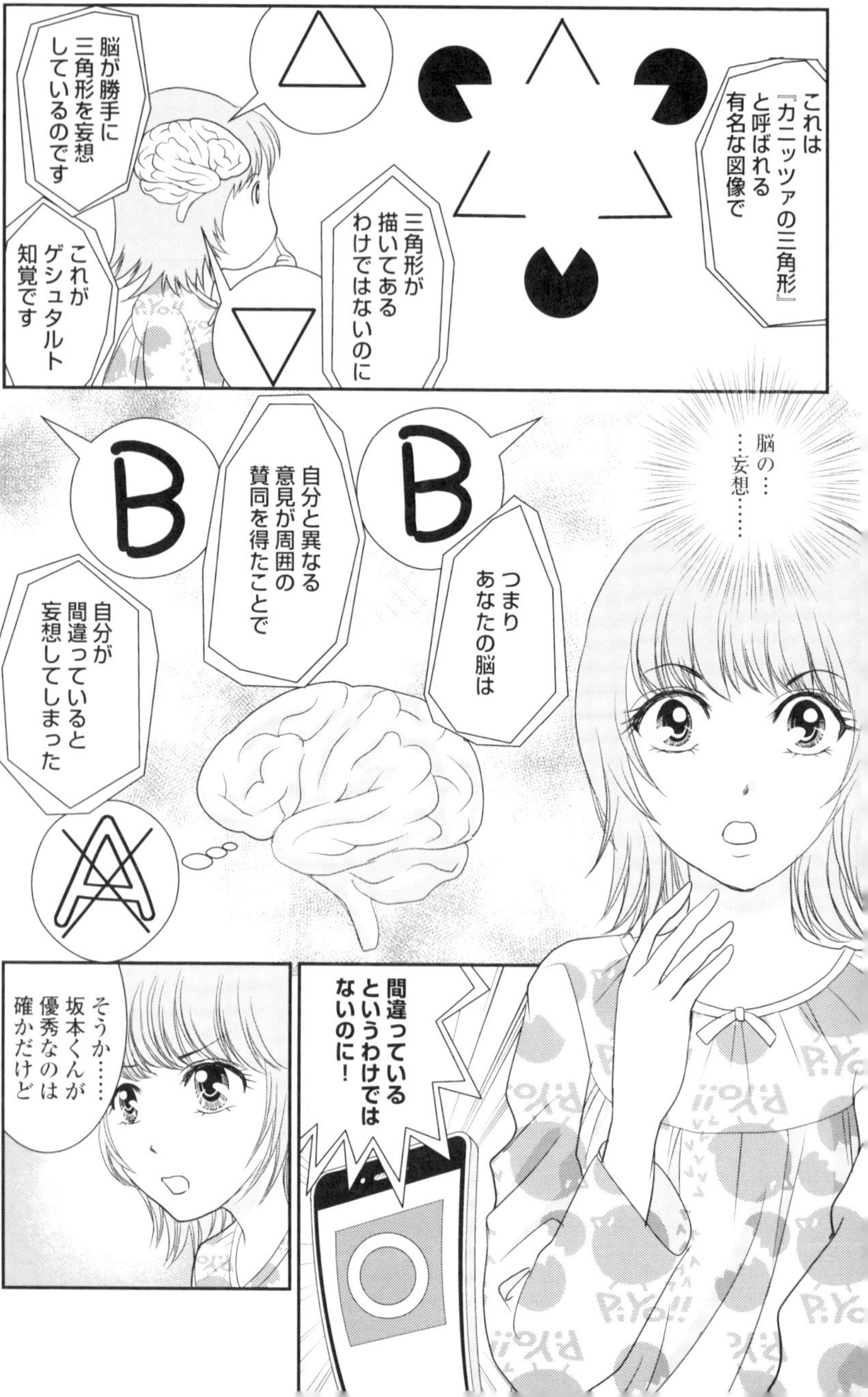
これは『カニッツァの三角形』と呼ばれる有名な図像で
三角形が描いてあるわけではないのに
脳が勝手に三角形を妄想しているのです
これがゲシュタルト知覚です
脳の……妄想……
つまりあなたの脳は
B
自分と異なる意見が周囲の賛同を得たことで
B
自分が間違っていると妄想してしまった
A
間違っているというわけではないのに!
そうか……坂本くんが優秀なのは確かだけど

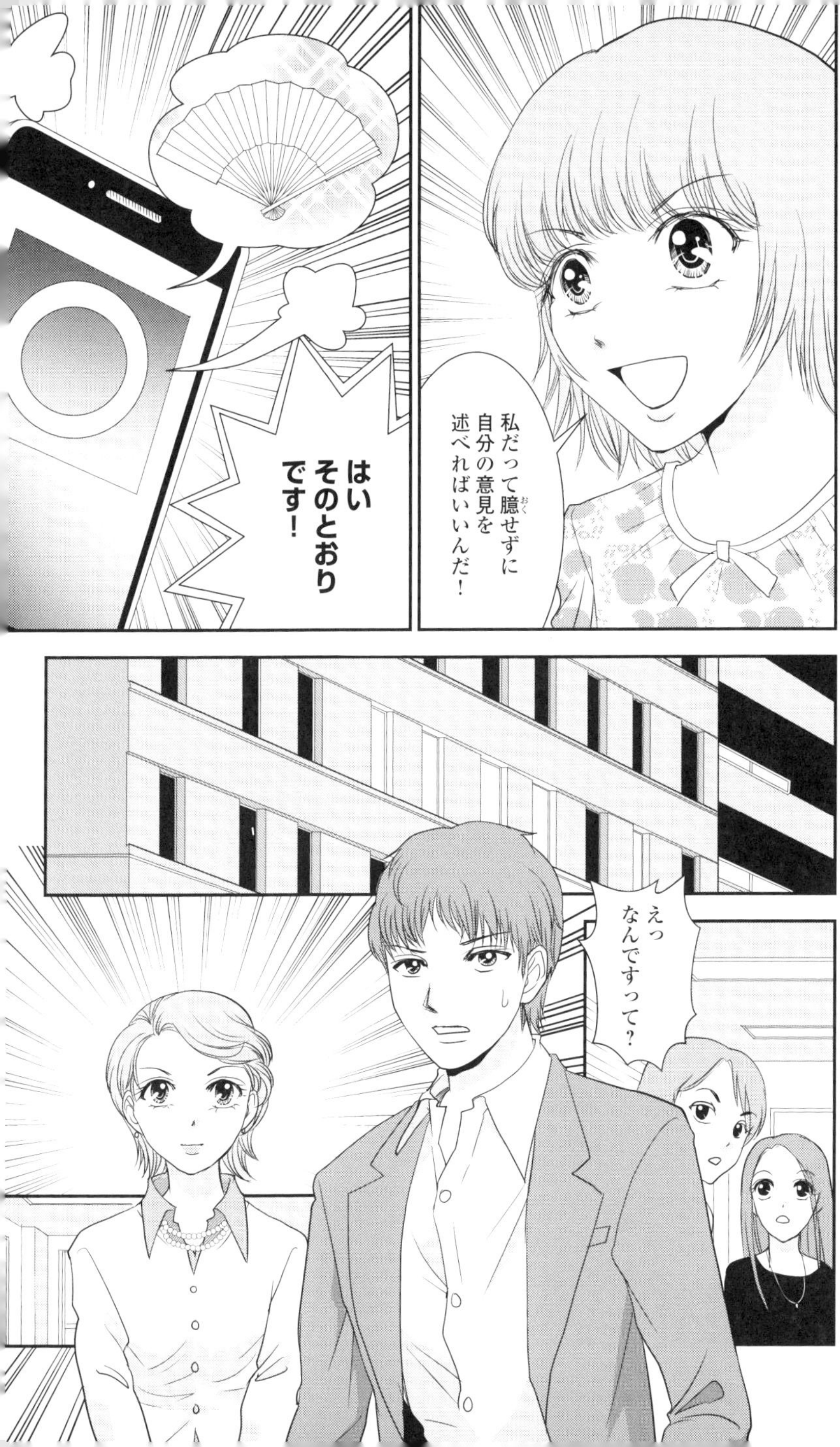
私だって臆《おく》せずに自分の意見を述べればいいんだ！
はい そのとおりです！
えっ なんですって？

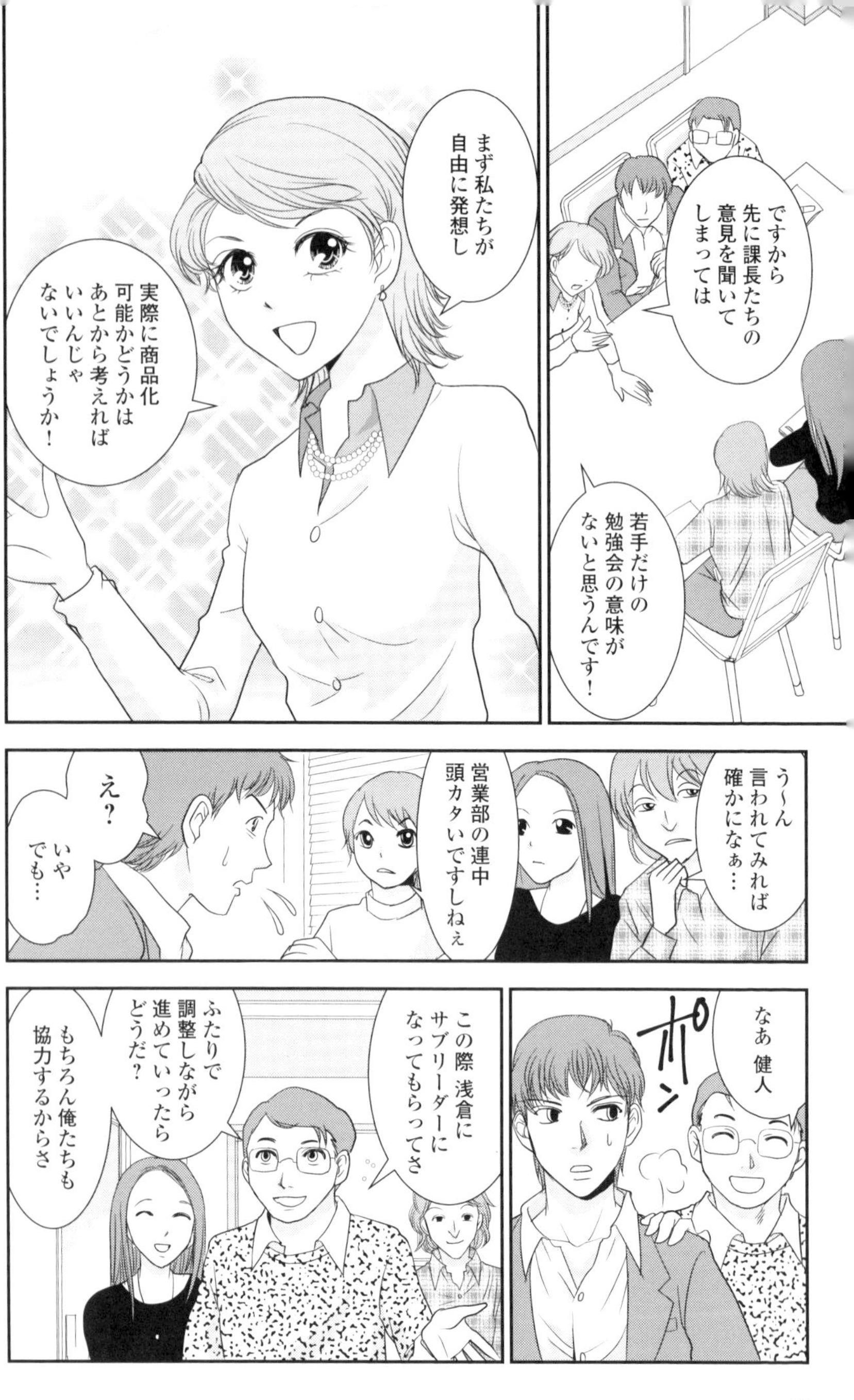
ですから先に課長たちの意見を聞いてしまっては
若手だけの勉強会の意味がないと思うんです！
まず私たちが自由に発想し
実際に商品化可能かどうかはあとから考えればいいんじゃないでしょうか！
う～ん 言われてみれば確かになぁ…
営業部の連中頭カタいですしねぇ
え？
いやでも…
なあ 健人
ポン
この際 浅倉にサブリーダーになってもらってさ
ふたりで調整しながら進めていったらどうだ？
もちろん俺たちも協力するからさ

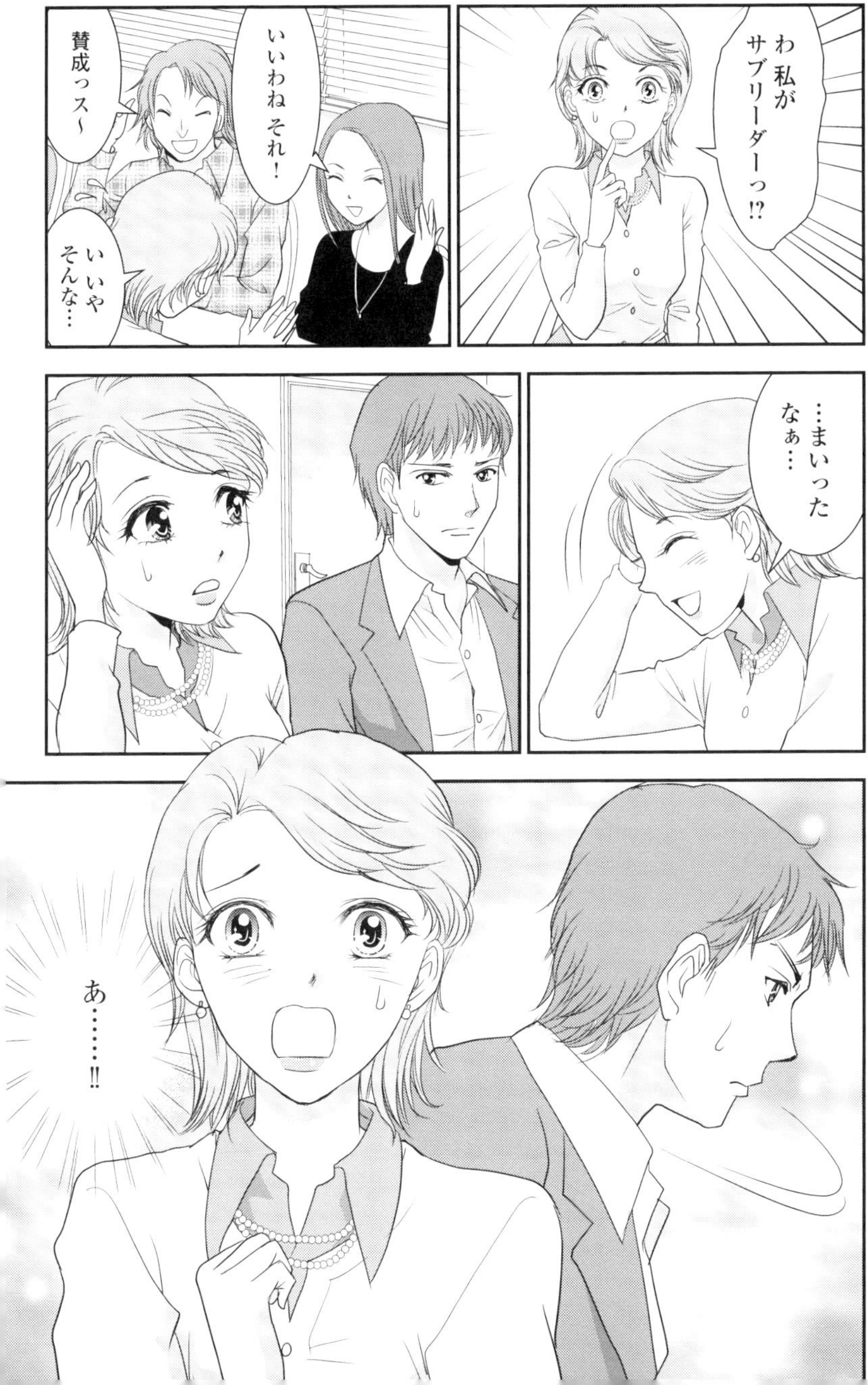
わ私が
サブリーダーっ!?
いいわね それ!
賛成ッス〜
いいや
そんな…
…まいった
なぁ…
あ……!!

「ゲシュタルト知覚」
〜そこにあるのは脳が見たいもの

見えるのに存在しない三角形の不思議
〜脳は勝手に妄想する

マンガでも取り上げた「カニッツァの三角形」。そこに描かれているのは、一部が切りとられた黒い円とV字型の線分がそれぞれ3つです。なのに、なぜか中央に白抜きの三角形と、その上にもうひとつ白い三角形が浮き上がって見えてしまいます。三角形が描いてあるわけではないのに、それを示唆《しさ》するものがあるだけで、脳が勝手に、三角形の形を妄想してしまうのです。

夜空を飾る星座にも同じことが言えますね。たとえば、冬の夜空を美しく飾るオリオン座。3つ星が印象的なこのオリオン座を見上げるとき、私たちは「星座」という形で見ています。しかし、オリオン座を構成する一つひとつの星は、地球から見ると近くにあるように見えるというだけで、実は、互いに遠く離れていることは、みなさんもご存じだと思います。物理的にはまったく関係のないこれらの星々を、人間は、ただ「近くに見える」というだけの理由で「星座」という、ひとつのかたまりとして捉えてしまう。これも「ゲシュタルト知覚」の一例です。

ゲシュタルトというのは、ドイツ語で、全体性を持ったまとまりのある構造のことを言います。

私たちは、ものごとを構成する要素を知覚して、それを意識的に構成し直しているように思っていますが、本当は、知覚そのものが、ゲシュタルト的なのです。

要するに、「私たちが見ているものは、私たちの脳が見たいもの」で、勝手に脳が妄想したものを、私たちは、現実だと思っているのです。

ちなみに、たとえば、あるひとつの漢字を3分くらいじっと眺めていると、その文字がバラバラな点や線の集合に見えてくる、ということを経験したことはありませんか？　いつもはその字全体から感じとることのできる印象をもとにした意味情報が、じっと形を見つめることで、消失してしまう。

これは、「ゲシュタルト崩壊」と呼ばれる現象です。

脳の「速いシステム」と「遅いシステム」

とりあえず現実を受け入れてしまう脳
～目先の利益につられないために

人間の脳には、二重の意思決定回路があります。

ひとつは、あらゆることに迅速《じんそく》に対応する「速いシステム」。

もうひとつは、論理的、理性的に判断する「遅いシステム」です。


そして、情報量の多さや変化の激しさにも迅速に対応できるように、たいていは「速いシステム」がメインに働いています。

「速いシステム」は限られた情報量で意思決定をしようとするので、とてもスピーディに処理ができます。わかりやすく言うと「直感的に」とか「なんとなく」決める、というのがそれにあたります。

ただ、この「速いシステム」、迅速なのはいいのですが、粗っぽいので、間違いを検出するのがあまり得意ではありません。

私たちの感覚は、どんな矛盾があったとしても、何はともあれ現実を受け入れる、という性質を持っています。そのほうが適応が早く、差し迫った問題が起きたときにスムースに対応できるからです。そして、いったん受け入れてしまったあとで、「待てよ、ちょっとおかしいんじゃないか?」と、それを検証するシステムが働き始めるのです。

確信に満ちた人の態度を見るとき、その発言のなかにあるエラーはとりあえず無視して、いったん、そういうものとして納得し、受け入れてしまう。これは、二重の意思決定回路のうち、「速いシステム」が行っています。

マンガのなかで、坂本君の意見に渚さん以外の勉強会のメンバーが賛同したのも、この「速いシステム」の働きですね。でも、あとになって「あの人の言っていることは、よく考えるとなんだか変だなあ?」と感じる。これは「遅いシステム」があとから検証して、警告を出しているということになります。

情報量が多く、変化の激しい環境で、普段から論理的にじっくり決めようとするのは、ほとんど不可能でしょう。変化の激しい環境に適応していくには、細かい情報についてはあえて無視し、すばやく決断できる「速いシステム」が優位に働かなくてはなりません。

　人間は、わかりやすい目先の利益につられて、長期的に見て価値のあるものを見逃《みのが》してしまいがち。誰しもそんな傾向は持っているのですが、ちょっと「速いシステム」が優位に働きすぎかな、長期的な視野に立って考えることをおろそかにしているな、と感じたら、「遅いシステム」を訓練してみるといいかもしれません。

「遅いシステム」を働かせていくには、心を落ち着けて自分を内省していく時間を持ったり、一瞬では解けない、忍耐力の必要な問題や、粘り強く取り組む必要のあるパズルをやる習慣をつけるなどの方法が有効です。

優秀な人がリーダーになるとは限らない

脳が好むリーダー像は○○のある人
～実験結果が物語る傾向

マンガのなかで紹介した、カリフォルニア大学バークレー校の研究チームの実験とその結果を、もう少し詳しくお話しします。

研究チームは、互いに知らない4人の学生を組み合わせた複数のグループをつくり、数学の問題を与え、協力して解いてもらいました。被験者グループの学生のやりとりはすべてビデオで記録され、それを見て、被験者には誰をリーダーにするか決めてもらいます。

さらに、被験者グループとは関係ない第三者にもビデオを見てもらい、誰がリーダーにふさわしいかを別途、選んでもらいました。

すると、被験者も第三者も、同じ人物をリーダーに選びました。しかし、ここで選ばれたリーダーたちは、特に数学の能力がほかのメンバーより秀でているわけではなかったのです。

被験者には、実は数学の問題に取り組んでもらう前に、短い性格判定テストのようなものをやってもらっていました。そのデータと照らし合わせてみると、そのテストで「支配性」が高いと判定された学生ほど、リーダーに選ばれやすいということがわかりました。

ここで言う「支配性」が高いというのは、ほかの学生を強制的に働かせたり、自分の数学能力の高さを認めさせるために恫喝《どうかつ》したり、などという行為を行った、ということではありません。

とても単純なことなのですが、ビデオを見ると、「支配性」の高い学生は、一番最初に発言していたのです。さらに彼らは、ほかの学生よりも強い調子、確信に満ちた様子で話す傾向がありました。

つまり、この実験から、「実力のある人がリーダーになる」のではなく、「確信のある人がリーダーになる」ということがわかったのです。

実力のある優秀な人であっても、リーダーに選ばれるとは限らない。その実力が確信をともなったときにだけ、リーダーにふさわしいとして、多くの人が納得してその人を選ぶのです。

思えば、支持率が高く人気のある政治家は、堂々とした態度で、確信に満ちた威勢のいい言葉を投げかける人が多いですよね。

米国の第45代大統領に、ドナルド・トランプ氏が選ばれたのも、まさにこの実験結果のとおりと言えるかもしれません。

「バカが見る～」
～他人につられてしまう脳

つられたのは何割？
～ミルグラムの「上を見上げている人」実験

子どものころ、こんな遊びが流行りませんでしたか？

何もないのに、誰かが「あっ」と言って上を指さすと、ついそっちの方向を見てしまう。そして、指さした子は「バカが見る～」と言って、それを茶化《ちゃか》すのです。

私も昔、ひっかかりました。


一見、子どものたわいない遊びのように見えますが、他人の行動につられて反応してしまうこの現象を、きちんと心理実験として調べた人がいます。

その人物は、アメリカの心理学者、スタンレー・ミルグラム。ミルグラムといえば、ドイツ映画の『ｅｓ［エス］』で有名になった、「囚人と看守実験」（実験的に設定された監獄のなかで被験者を看守役と受刑者役に分けて生活させた結果、被験者は、その役割にふさわしい行動をとるようになることを証明したもの。50年前に行われた実験だが現在は禁止されている）を考案した人物としても知られています。

さて、ミルグラムは、雑踏《ざっとう》に、ただ上を見上げている人を立たせて、周囲の人々の反応を観察したのです。

このミルグラムの「上を見上げている人」実験は、何を意図してされたものかというと、行動の感染性と人数の関係を調べるのが目的でした。

実験の結果、街中に上を見上げている人をひとり配置したとき（見上げている先にはとくに何かあるわけではない）、そこを通りがかる人のうち、4割が、つられて上を見上げてしまうということがわかりました。さらに、4人の人間が上を見上げていた場合は、8割近くの人が、つられてしまうということも明らかになりました。

脳は、こんなに簡単に他人につられてしまうものなのですね。

ブラック企業の得意技!?「同調圧力」の恐怖

アッシュの実験が物語る多数派の重圧
～巧妙な「ガスライティング」

ミルグラムの実験は、上を見上げている第三者がいた場合、その行為がどのように伝染していくかを調べたものですが、次に組織の意思決定の場でそうしたことが起こった場合、人間がどのように振る舞うかを実験的に調べたのが、心理学者のソロモン・アッシュです。

アッシュは7～9人の被験者をテーブルの周りに座らせ、誰でも簡単にわかる問題を出題し、ひとりずつ順番に、大きな声で回答するよう求めました。

この実験、実は真の被験者はひとりだけで、あとは全員サクラ（偽客）です。そして、真の被験者は常に、回答の順番が最後になる位置に座らせ、ほかの参加者の回答を聞いたあとに判断させるように仕向けたのです。そして、サクラは、18個の問題のうち12問で、そろって同じ誤答をするように指示されていました。

その結果、真の被験者のうち、なんと4割近くの人が、サクラに同調して誤答をしたのです。

つまり被験者は、多数派であるサクラの誤答に合わせ、自分の判断を曲げたということになります。

さらにこの実験により、他人に同調しなかった被験者は、全員と異なった回答をするとき、かなりのストレスを感じたということも報告されました。

正しい答えがわかっていても、誰もがそのとおりに振る舞えるとは限らない。間違っていても、つられてしまう。これが「同調圧力」なのです。


街中で上を見る、という単純なミルグラムの実験では、そこに何もないということがすぐにわかりますが、アッシュの実験は街中ではなく、ある集団のなかという閉鎖的な環境でした。

そのなかで、第三者によって仕込まれたサクラが、自身に都合のよい架空の情報を意図的に流したとしたら……。


近年、会社が社員を辞めさせるにあたって、退職勧奨《かんしょう》をしても自発的に辞めない場合に、間接的な嫌がらせをして退職に追い込むという例が報告されています。

こうした方法で、標的となる人物を追い詰めるやり口は「ガスライティング」と呼ばれています。イングリッド・バーグマン主演で、夫が妻に自分自身が精神病だと思い込ませ、精神的に追い込んでいく、いわば精神的虐待《ぎゃくたい》の様子をスリリングなタッチで描いた映画『ガス燈』から命名されたものです。

日本の労働法は解雇に関する規制が厳しく、安易に行ってしまうと訴訟のリスクも高いことが、こうした陰湿な手口がとられてしまうひとつの原因かもしれません。

「ガスライティング」では、標的となる人物の感覚喪失、妄想、悪評、トラブル等を捏造《ねつぞう》または演出して、その社会的評価を失墜させ、自信、自尊心を徹底的に破壊して、その人自身が自滅したかのように見せかける、というのがその大まかな方法です。

そして、標的となる人物の悪評の捏造や、妄想、感覚のおかしさを演出するときに、アッシュの同調圧力が利用されるのです。

標的の妄想を演出する代表的な手口は、人々がターゲットのことを話しているということを、明らかにわからせることから始まります。複数人のサクラと一緒に標的のほうを見ながら、何かをささやくのです。そこに冷笑を交えると、標的は自分がバカにされているのではないかと感じて、不安と不快感を覚えます。

強気な人なら、「自分のことを話しているのか？」と尋ねることができるでしょう。けれど、そんなときの返答さえも、ほぼマニュアル化されているのです。

「はぁ？　自分がそんなに注目されているとか思ってるんだ？　自意識過剰じゃない？」

このようなことが繰り返されると、標的の自尊心は徐々に打ち砕《くだ》かれていきます。サクラは多ければ多いほど、標的の不安感は増大してしまいます。誰も味方がいない、と感じるようになるからです。

9人のうち8人が同じ意見で、自分ひとりだけが違う答えをする、というだけでもストレスになるのに、それが、自分以外がみんな自分の悪評を吹聴《ふいちょう》している、誰も味方がいない、となれば、ストレスは信じられないほど大きくなってしまうでしょう。

「ガスライティング」では通常、加害者がわからないように巧妙に仕組まれており、標的となった人はこれに対抗する手段がとりにくく、心を病んでしまったり、仕組んだ側の思惑どおり退職してしまったり、最悪は自殺してしまうケースもあります。

こんな、悪意で捏造された他人の妄想に、自分の人生を左右されてはたまりません。

あなたの人生は、あなたのものです。


もしも、こうした目に遭ってしまったら、自分の身を守るためにできることは、信頼できそうな第三者に紹介してもらった医師のセカンドオピニオンをとる、ＩＣレコーダーなどの録音装置・防犯カメラを準備する、などです。産業医の診断だけを信用できるような状況には、現実的にはおかれていないでしょうし、また、何か証拠をひとつでも見つけられたら、それは自分の精神を守るために大きな役割を果たすだけでなく、譲歩を引き出すためのツールとして使えるからです。

でも、個人がそこまで対処しなければならないほど、陰湿なことをして社員を辞めさせようとするような会社なら、先が見えているかもしれませんね。

そんな会社のために働き続けるというのも、バカバカしいことかもしれません。

チャンスを逃す脳の錯覚に要注意！

表の次は裏が出る？
～物事を関連づけてしまう脳の誤認

「ゲシュタルト知覚」についての説明で、まったく関係ないものでも、視覚的にまとまりを持って感じられるものを、ひとつのかたまりとして見てしまうという現象を紹介しました。

それと同じように、まったく関係ない出来事がまとまって起きたとき、それがまるで意味のあるもののように感じられてしまう錯覚のことを「クラスター錯覚」と言います。

本来はランダムに起こるべき複数の出来事を、何らかの相関があると誤認してしまう、という錯覚です。

たとえば、コイン投げで、表が3回連続して出たとしたら。

表に賭け続けていた人のことを「運がいい」とか「ついてる」とか思ってしまいますよね。そして「幸運は長くは続かない」「次にはきっと裏が出るに違いない」と考えてしまう人も少なくないと思います。

これは、実は間違いなのです。

実際には、20回連続してコインを投げた場合、表が続けて4回出る確率は50パーセントもあるのです。

このような誤認が、「クラスター錯覚」です。

本当は20回連続してコインを投げたとき、表と裏が規則正しく交互に表れるほうが、確率的にいえば起こりにくいのです。しかし、何回も連続して表が出たとしたら、そこに何らかの意味を勝手に妄想してしまい、次は裏が出るだろう、と決めつけて、裏に賭けてしまう人は多いでしょう。

もしかしたら、表が出やすいコインなのかもしれない、ということは頭の端にも思い浮かべずに……。

コイン投げのようなランダムな事象では、確かに、結果は「大数の法則」に随《したが》います。「大数の法則」とは、コインや投げ方に細工《さいく》をしていない場合、コイン投げの回数を非常に多くすれば、表と裏の出る確率はほぼ等しく50パーセントに近づく、というものです。ですが、これは、表が出たら次は裏が出る、ということを意味しません。なのに、なぜか人間の感覚は、同じ事象が続くだけで、論理的に考えることを放棄してしまう。そして、あっさりと、脳の勝手な妄想に騙されてしまうのです。

このコイン投げの例でもわかるように、チャンスというのは、どんな人にも、完全に均等に与えられています。ですが、多くの人々は、自分の見ているものが、もしかしたら錯覚かもしれない、なんて、思いもよらない。

自分が冷静に観察していると思っている現象は、ひょっとしたら脳のつくり出した幻想かもしれないのですが、ほとんどの人はそれに気づきません。そして、論理的に歩を進めていくことを忘れてしまい、すぐ近くに転がっているチャンスを逃してしまう人が実に多いのです。

これは、とても残念なことだと思います。

「クラスター錯覚」のもうひとつの例として「テキサスの狙撃兵の誤謬《ごびゅう》」というジョークを紹介します。このジョークは、ある狙撃兵に、上官が腕前をたずねる、というところから始まります。

腕前についてたずねられた狙撃兵は、遠くにある壁に描かれた的《まと》のど真ん中に命中している弾痕《だんこん》を指さしました。上官はそれを見て、彼の腕前にいたく感心するのですが、しかし、この的、実は、壁についた弾痕に、あとから描き足されたものだったのです。


このように、人間の脳というのは、まったく独立した事象であるにもかかわらず、それがまとまって存在すると、それらの事象を独立でないと錯覚してしまう傾向があります。

「壁に的を描く」という事象と「壁に弾痕をつける」という事象は、この話のなかではまったく別々の出来事でした。

しかし、脳は、的のど真ん中に弾痕があるというだけで、「やつはすごい腕前を持っている」という誤った考えを自動的に生成してしまうのです。


ところで、この「クラスター錯覚」、実は松本清張《まつもとせいちょう》の推理小説『点と線』にも使われています。松本清張が「クラスター錯覚」という言葉を知っていたかどうかは謎ですが……。

以下、まだお読みになっていない方にはネタバレになってしまいますから、これから『点と線』を読むという場合には、この項の以下の段落は飛ばしてくださいね。

『点と線』では、まったく関係のない二人の男女を列車に同席させ、その情景を、時刻表トリックを用いて、第三者にわざわざ目撃させる、という手の込んだことをします。

そして、この二人を別々に殺害し、その死体を同じ場所に運びます。そしていかにも、二人で情死したかのように見せかけるのです。

おそらく松本清張は、まったく独立な事象が時をおかずして生じたとき、それを勝手に結びつけようとしてしまう人間の脳の性質（文学的に表現するなら、人間の業とでも言うのか）について、この作品で描き出したかったのだろうと思います。

さすが昭和の文学界を代表する作家というべきか、松本清張の人間観察眼、やはりすごいなとうならされてしまいます。

第2章　ここをチェック！

Q 「即断」「慎重」……どっちがいい？

A 脳が持っている「速いシステム」と「遅いシステム」。膨大な情報があふれ、刻々と変化を続ける現代社会では、普段は「速いシステム」メインで対応を。でも、判断を急ぎすぎて手痛いミスを犯さないように、じっくりと考察できる「遅いシステム」も日ごろから鍛えておきましょう。

Q どんな人をリーダーに選ぶべき？

A 確信を持って自信のある言動をする人に脳は惹かれがち。でも、そういう人が本当に実力があるかどうかは別問題なのです。そんなときは、脳の好みに惑わされないように「遅いシステム」をしっかり働かせて、じっくり判断しましょう。

Q 空気を読むことが正しいの？

A 集団のなかにいると、ついつい周りの意見や雰囲気に流されてしまうもの。でも、実はそれが何者かによって仕組まれたものだったら……？　ブラック企業でなくても、グループ内での対立やいじめなど、集団の「同調圧力」が働いている局面は身近にありえます。被害者にも加害者にもならないよう、この章でご紹介した事例を参考にしてください。

Q 脳は、まとめるのが好き？

A 「ゲシュタルト知覚」も「クラスター錯覚」も、自分の目に映った物事を「なんらかの関連性があるかたまり」としてとらえてしまう脳の妄想です。でも私たちは普段、自分の考えを「脳の妄想」などとは思っていませんよね。自分が目にしている物事の「関連性」を疑うところから見直してみるのも、脳に騙されることを防ぐ効果的な方法です。

第3章

脳は勝手に妄想をつくり出す!?

周りに認められることで、初めて芽生えた自信。
でも、自分の意見を臆することなく発言したことが、彼を傷つけてしまい——。

PART4
脳の妄想を逆利用する方法

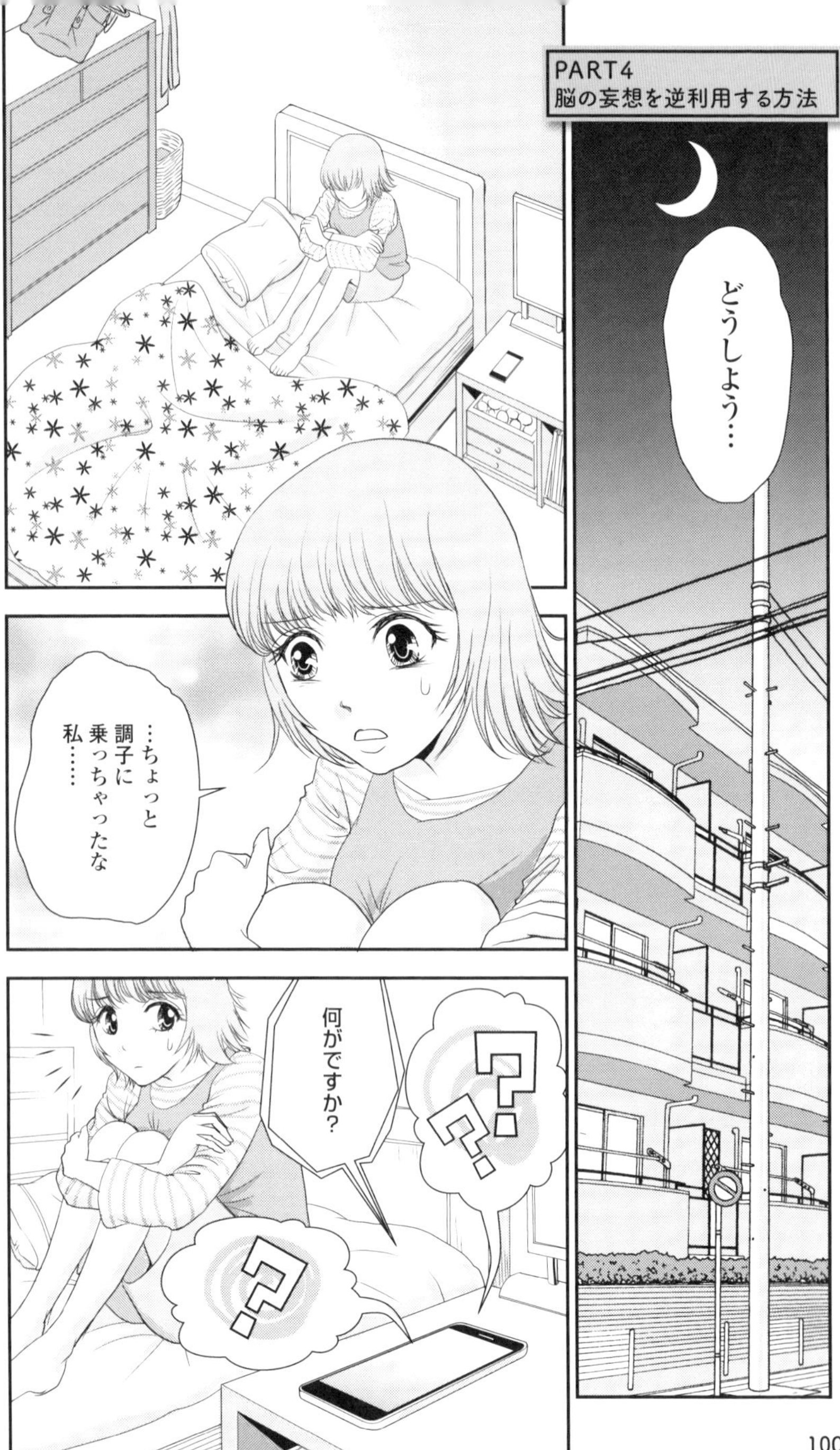

どうしよう…
…ちょっと調子に乗っちゃったな私……
何がですか？

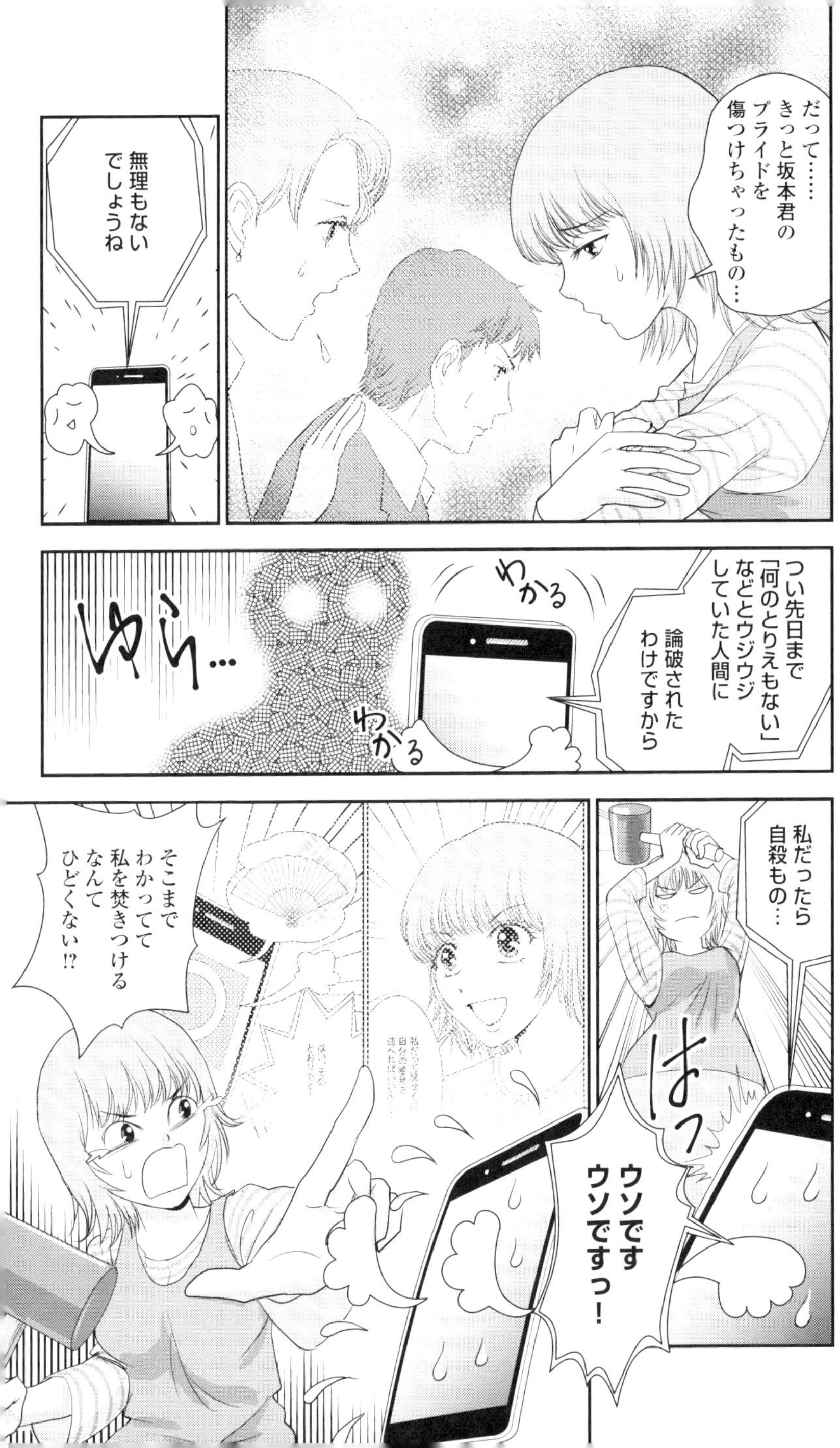
だって……きっと坂本君のプライドを傷つけちゃったもの…
無理もないでしょうね
つい先日まで「何のとりえもない」などとウジウジしていた人間に論破されたわけですから
わかる
わかる
ゆら…
私だったら自殺もの…
はっ
ウソです ウソですっ!
そこまでわかってて私を焚きつけるなんてひどくない!?

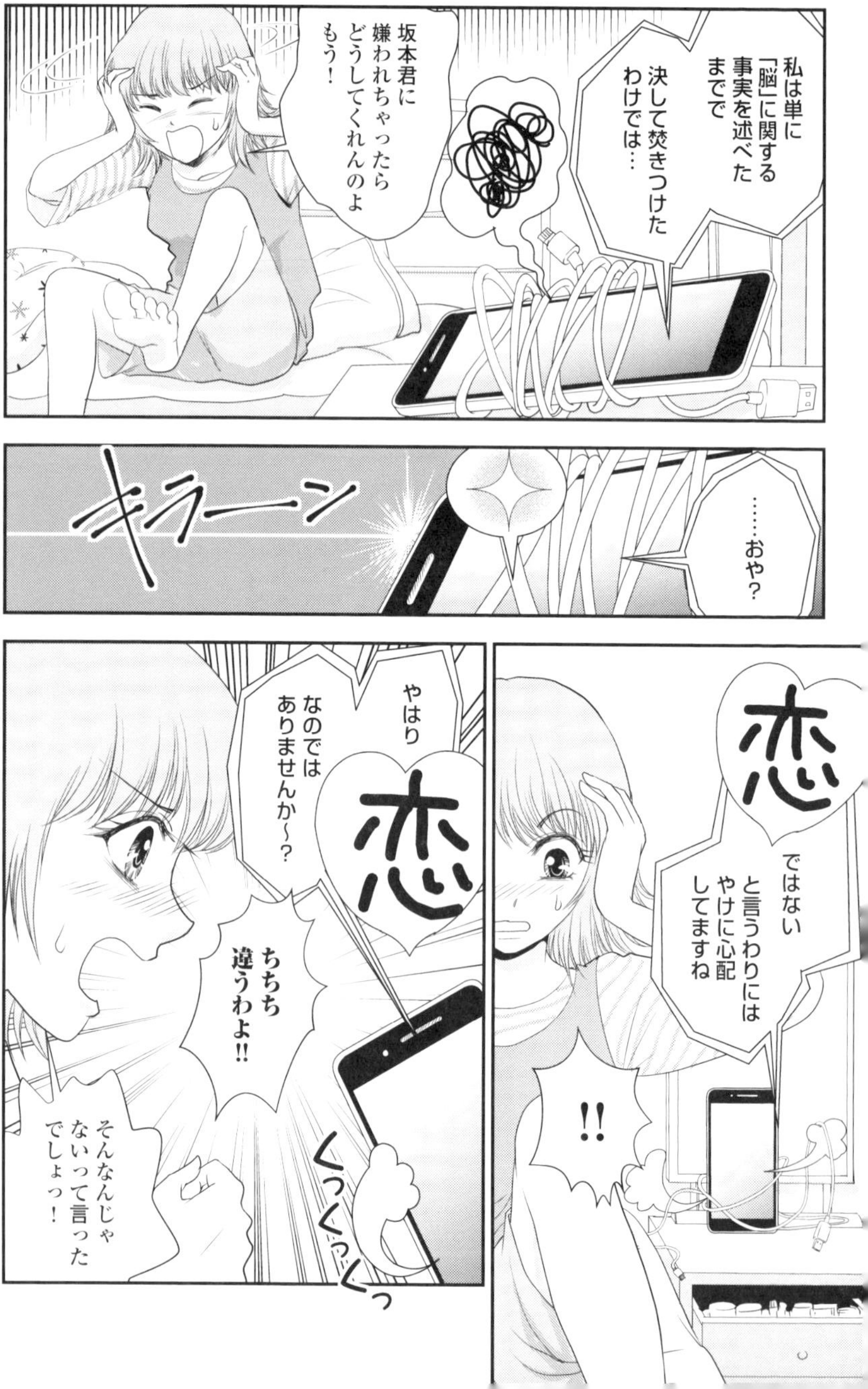
私は単に「脳」に関する事実を述べたまでで
決して焚きつけたわけでは…
坂本君に嫌われちゃったらどうしてくれんのよもう！
……おや？
キラーーン
恋
ではないと言うわりにはやけに心配してますね
!!
やはり
恋
なのではありませんか～？
ちちち違うわよ!!
そんなんじゃないって言ったでしょっ！
くっくっくっ

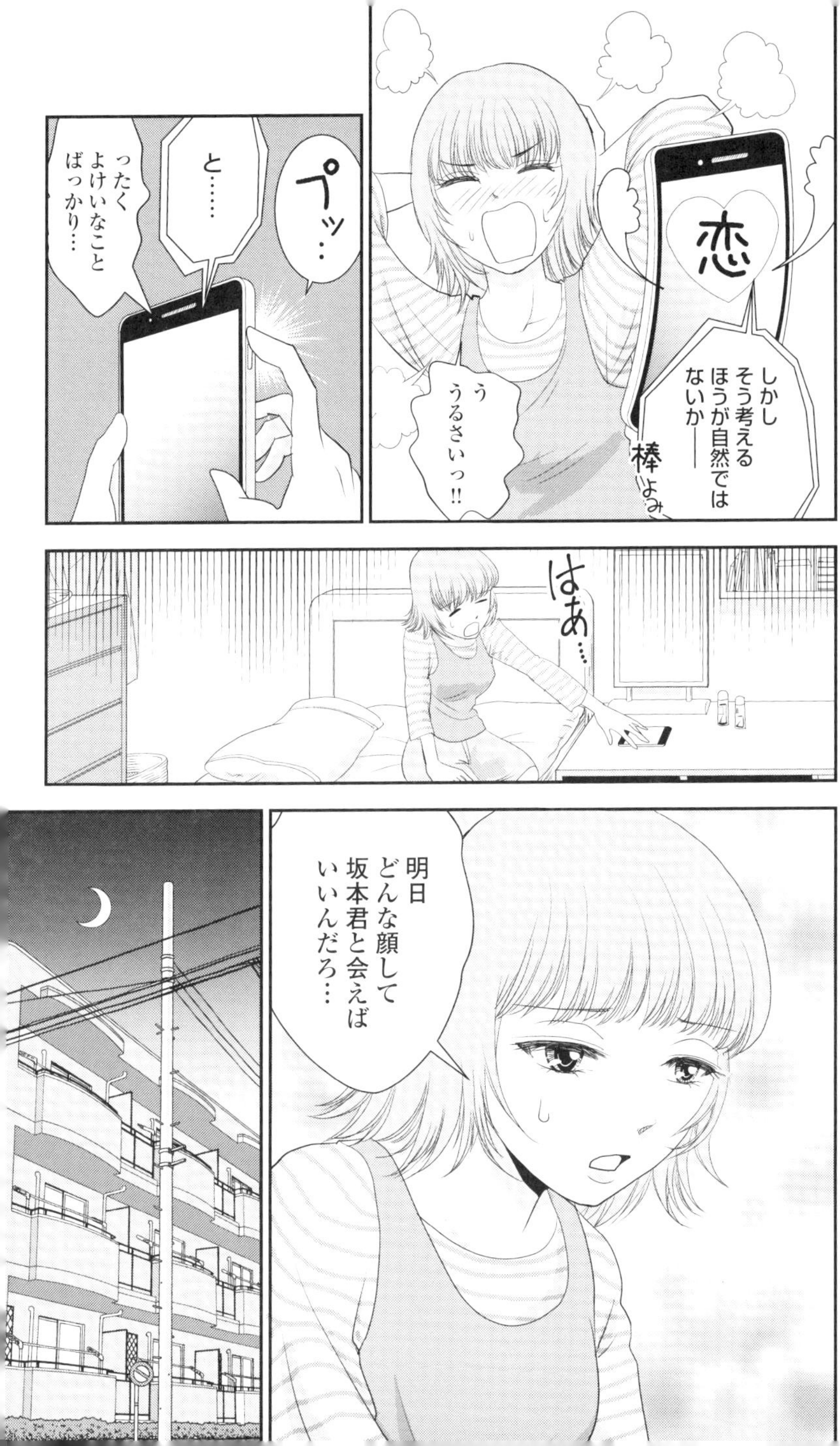
恋
しかし
そう考える
ほうが自然では
ないか——
棒よみ
う
うるさいっ!!
プッ…
と……
ったく
よけいなこと
ばっかり…
はあ…
明日
どんな顔して
坂本君と会えば
いいんだろ…

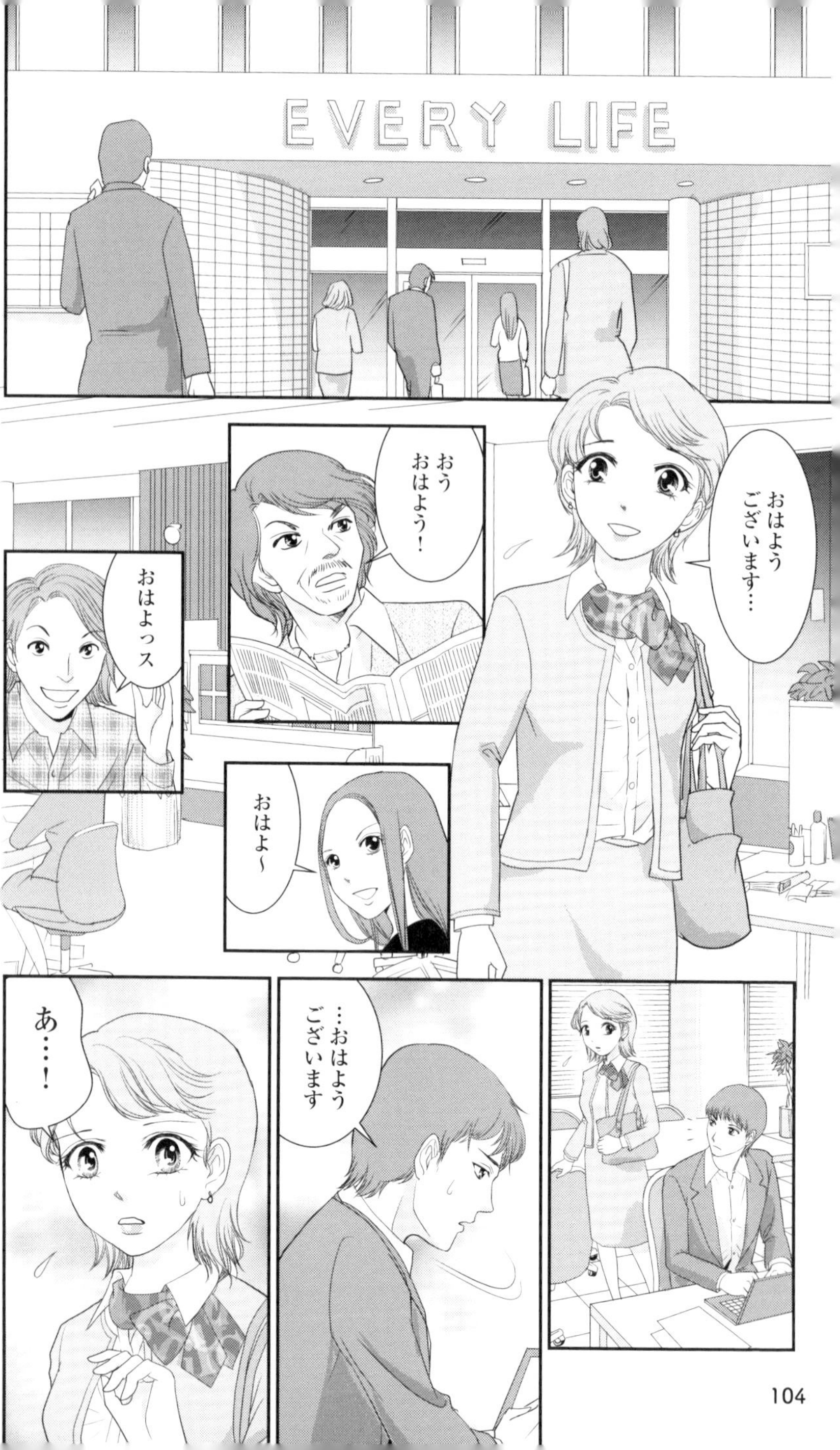
EVERY LIFE
おはようございます…
おう おはよう！
おはよっス
おはよ〜
…おはようございます
あ…！

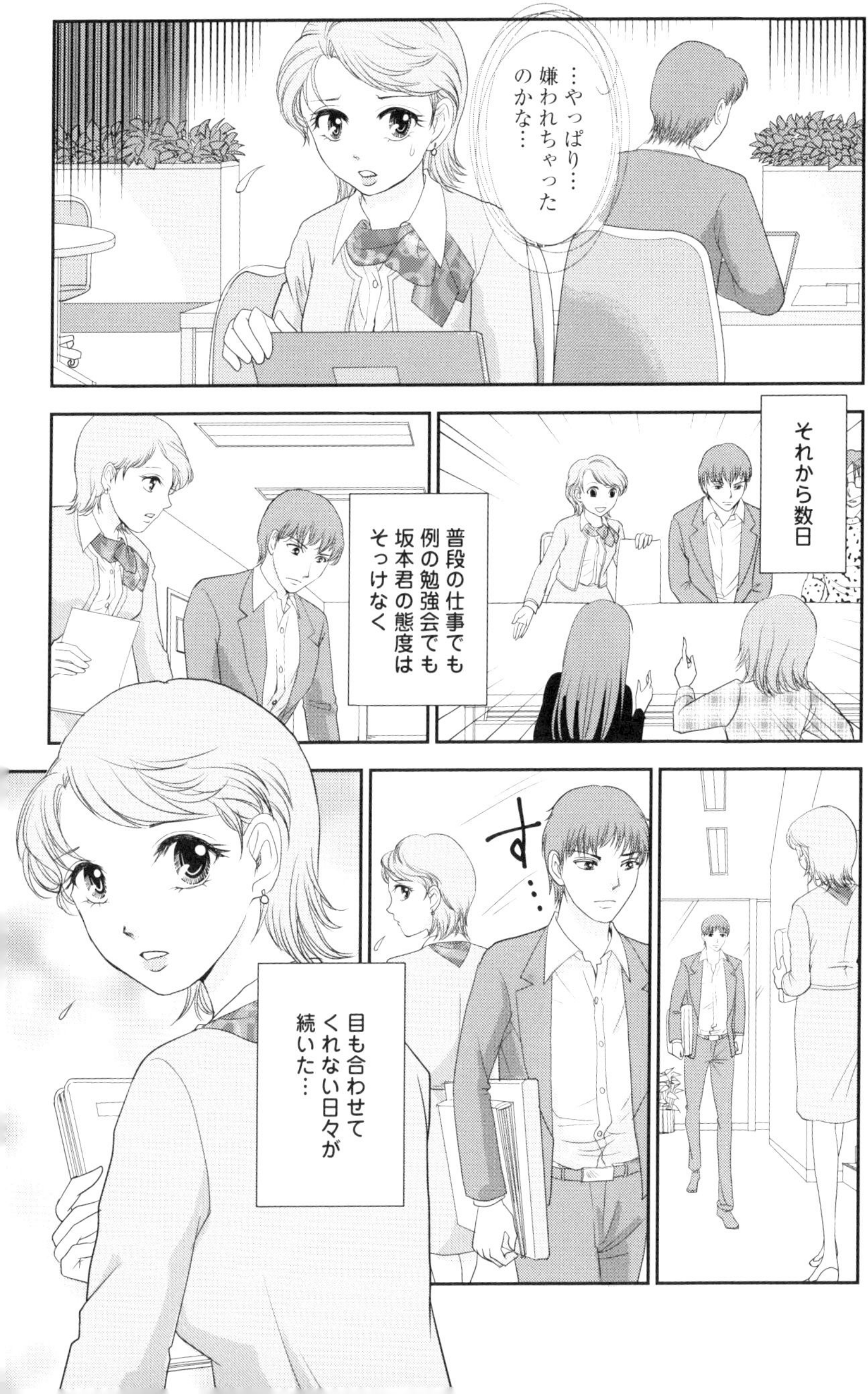
…やっぱり…
嫌われちゃった
のかな…
それから数日
普段の仕事でも
例の勉強会でも
坂本君の態度は
そっけなく
す…
目も合わせて
くれない日々が
続いた…

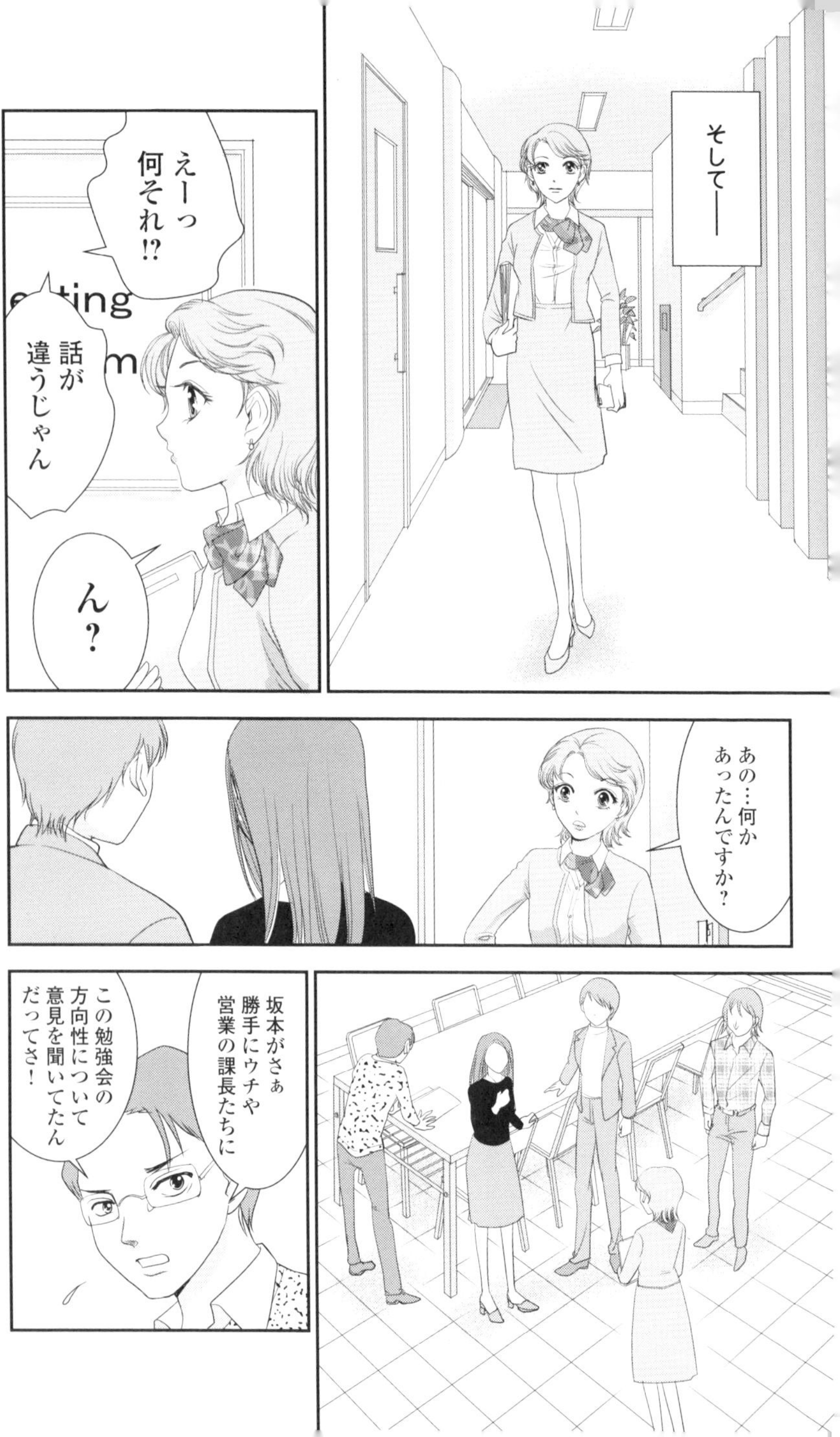
そして――
えーっ何それ!?
話が違うじゃん
ん?
あの…何かあったんですか?
坂本がさぁ勝手にウチや営業の課長たちに
この勉強会の方向性について意見を聞いてたんだってさ!

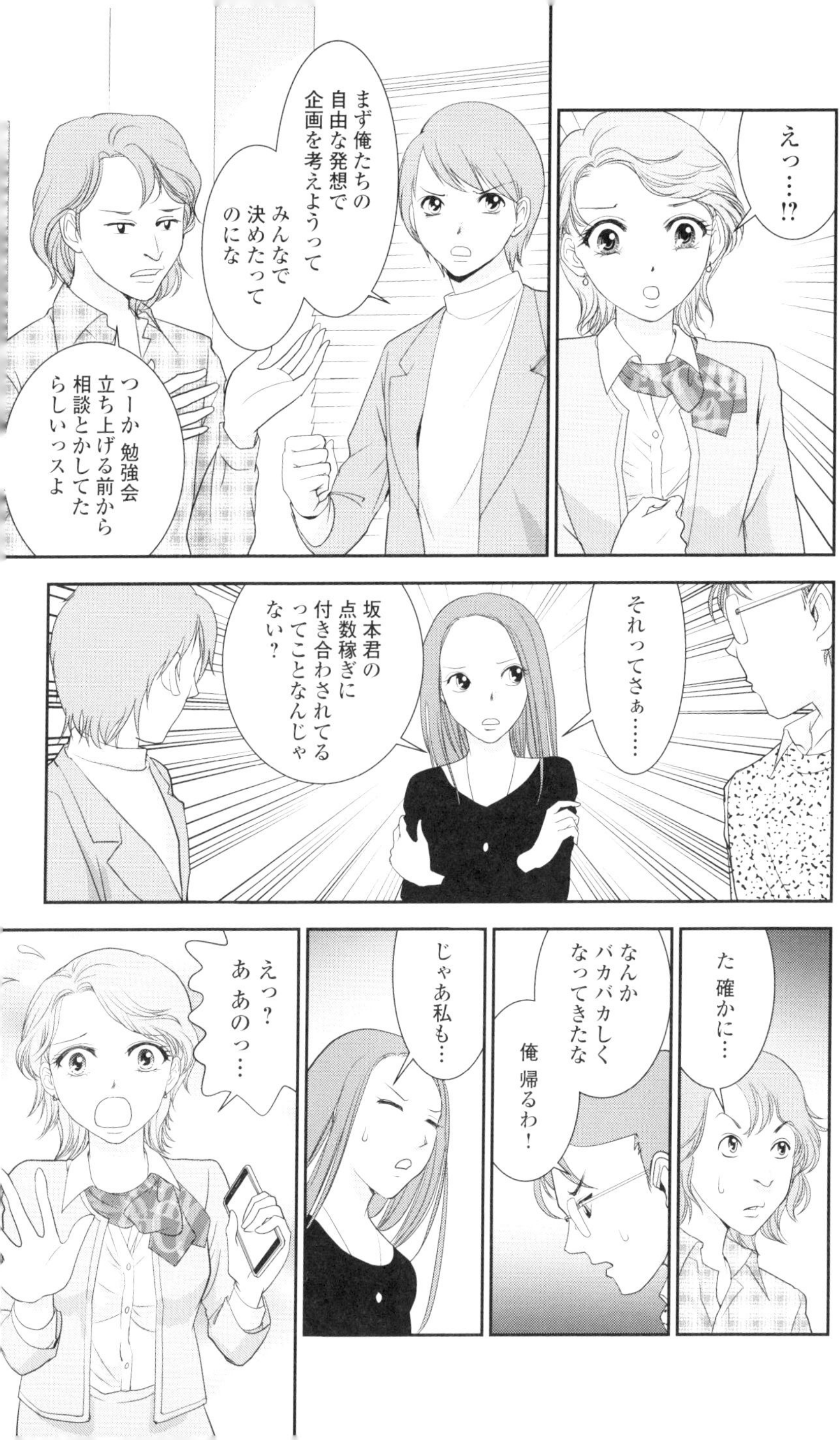
えっ……!?
まず俺たちの自由な発想で企画を考えようって
みんなで決めたってのにな
つーか 勉強会立ち上げる前から相談とかしてたらしいっスよ
それってさぁ……
坂本君の点数稼ぎに付き合わされてるってことなんじゃない？
た確かに…
なんかバカバカしくなってきたな
俺帰るわ！
じゃあ私も…
えっ？
あのっ…

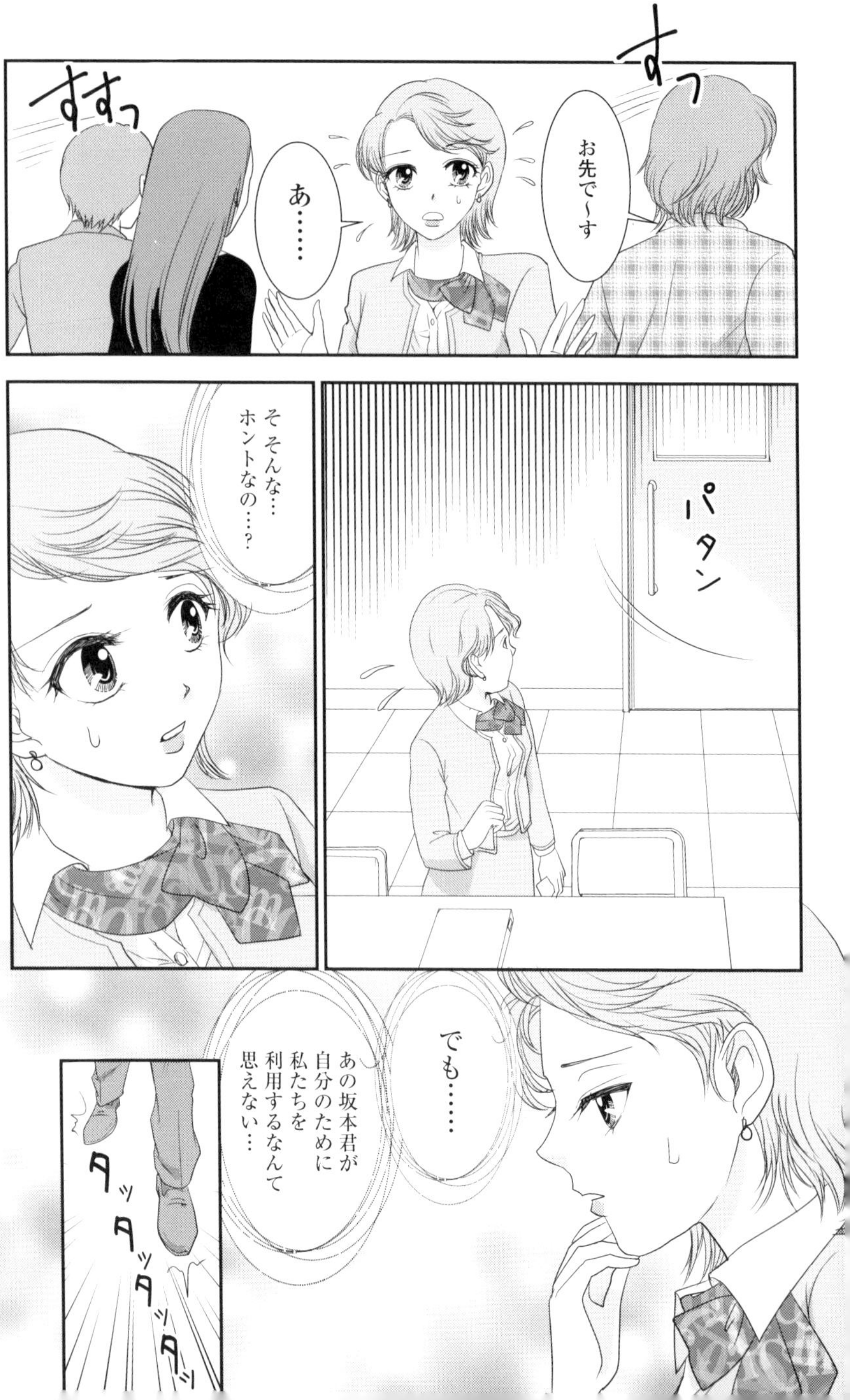
すっ
お先で～す
あ……
すすっ
パタン
そそんな…
ホントなの…？
でも……
あの坂本君が
自分のために
私たちを
利用するなんて
思えない…
タッタッタッタッ

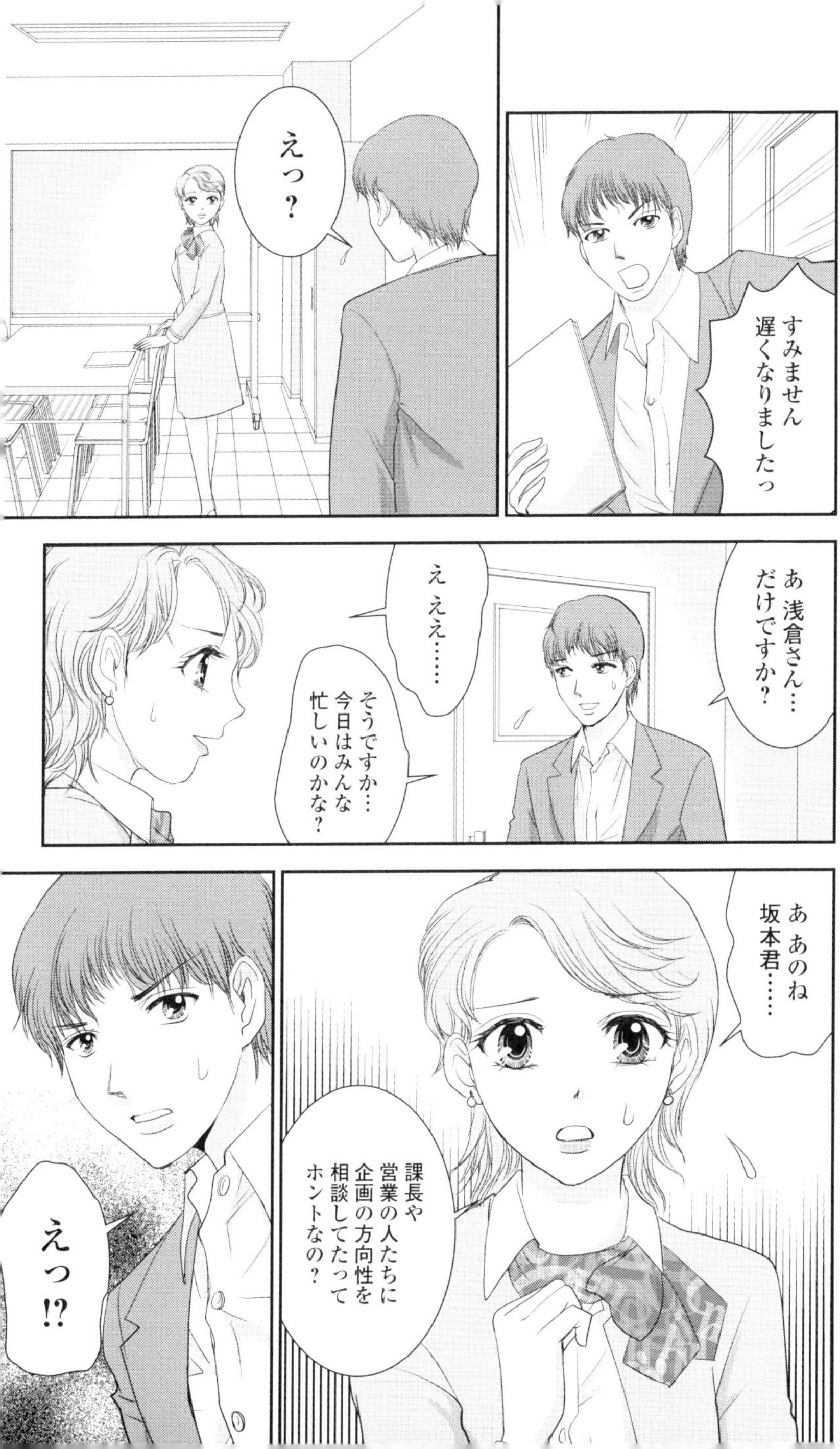

すみません
遅くなりましたっ
えっ？
あ 浅倉さん…
だけですか？
え ええ……
そうですか…
今日はみんな
忙しいのかな？
あ あのね
坂本君……
課長や
営業の人たちに
企画の方向性を
相談してたって
ホントなの？
えっ!?

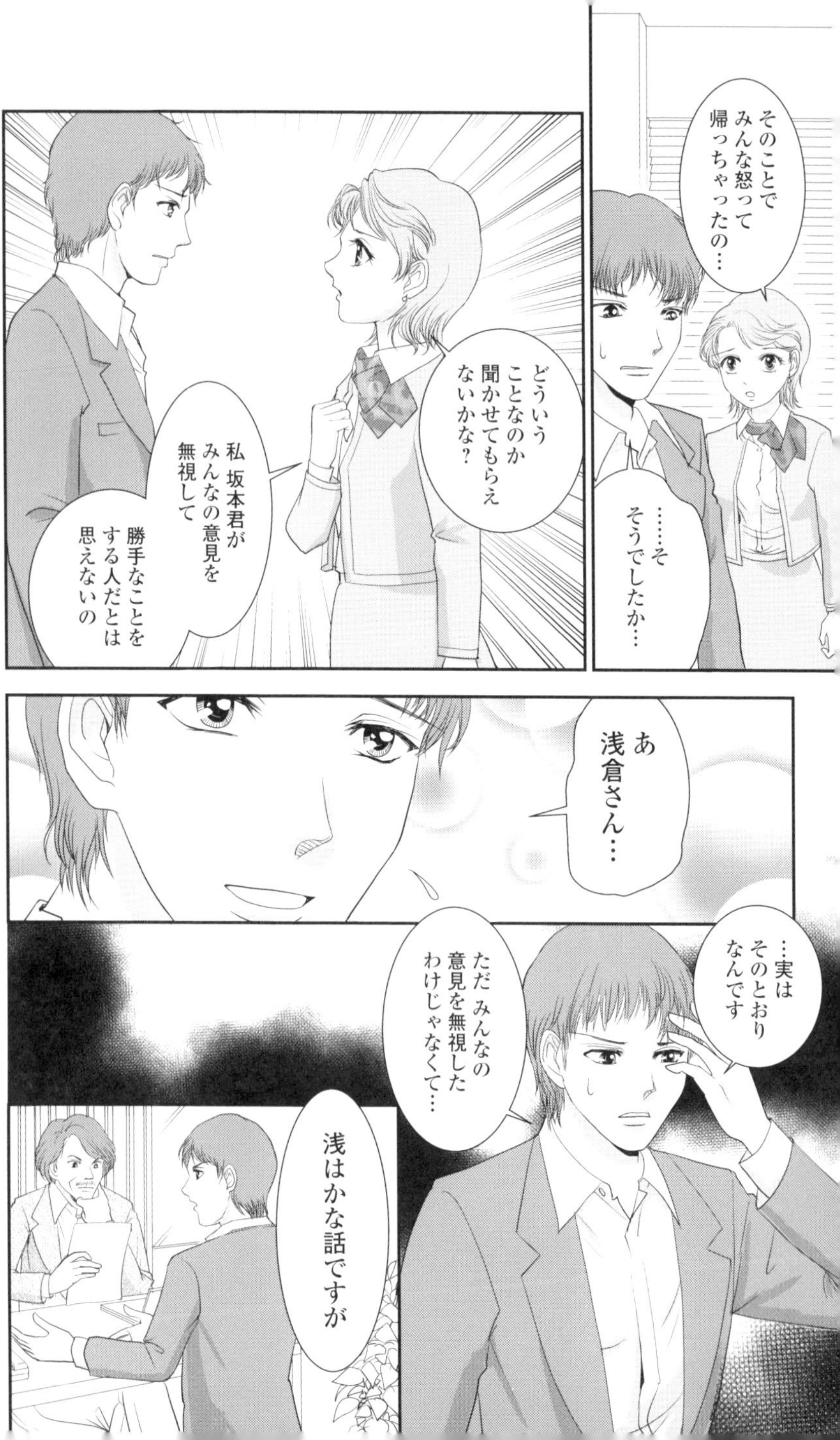
そのことで みんな怒って 帰っちゃったの…
……そ そうでしたか…
どういう ことなのか 聞かせてもらえ ないかな?
私 坂本君が みんなの意見を 無視して
勝手なことを する人だとは 思えないの
あ 浅倉さん…
…実は そのとおり なんです
ただ みんなの 意見を無視した わけじゃなくて…
浅はかな話ですが

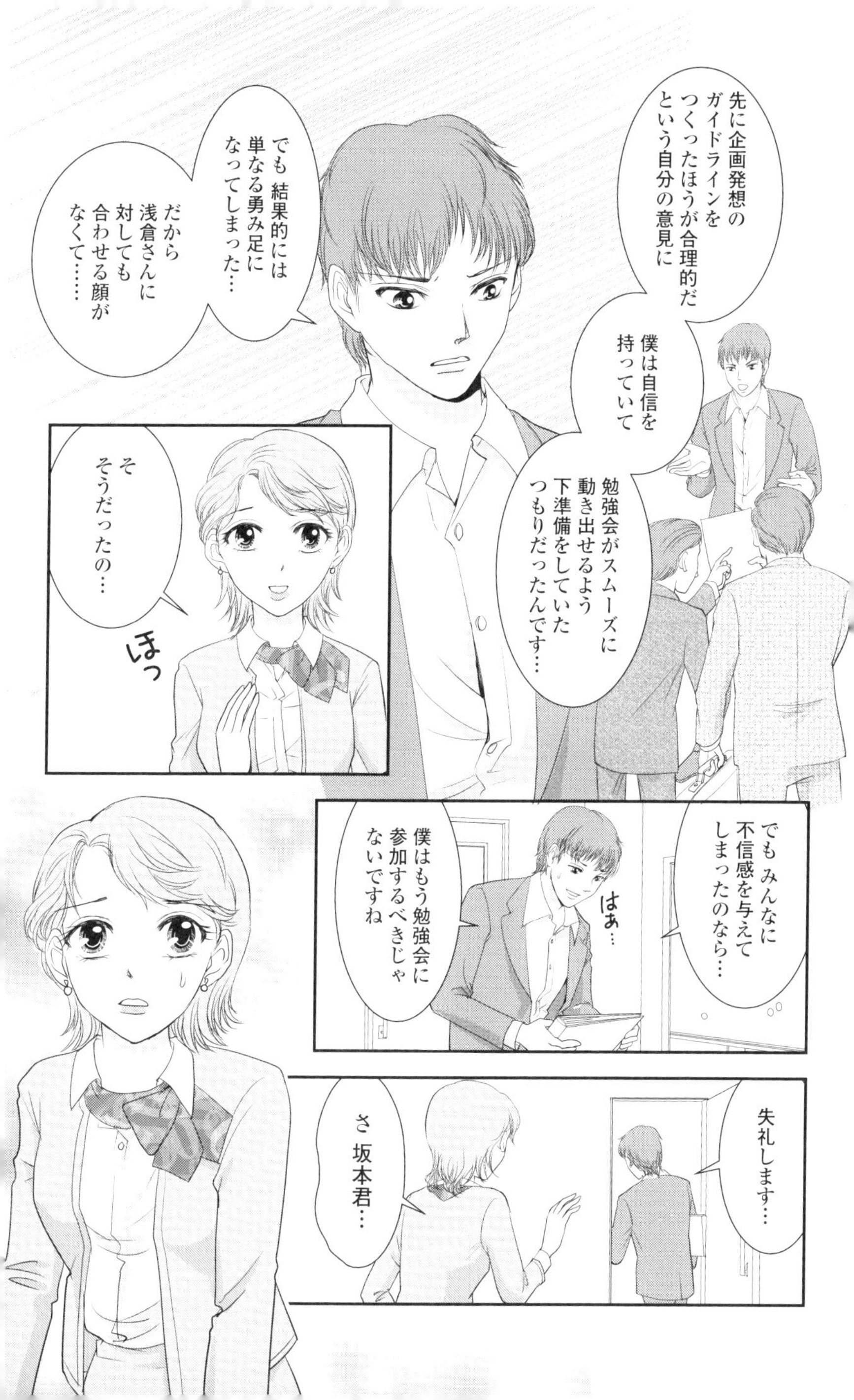
先に企画発想のガイドラインをつくったほうが合理的だという自分の意見に
僕は自信を持っていて
勉強会がスムーズに動き出せるよう下準備をしていたつもりだったんです…
でも 結果的には単なる勇み足になってしまった…
だから浅倉さんに対しても合わせる顔がなくて……
そ そうだったの…
ほっ
でも みんなに不信感を与えてしまったのなら…
はぁ…
僕はもう勉強会に参加するべきじゃないですね
失礼します…
さ 坂本君…

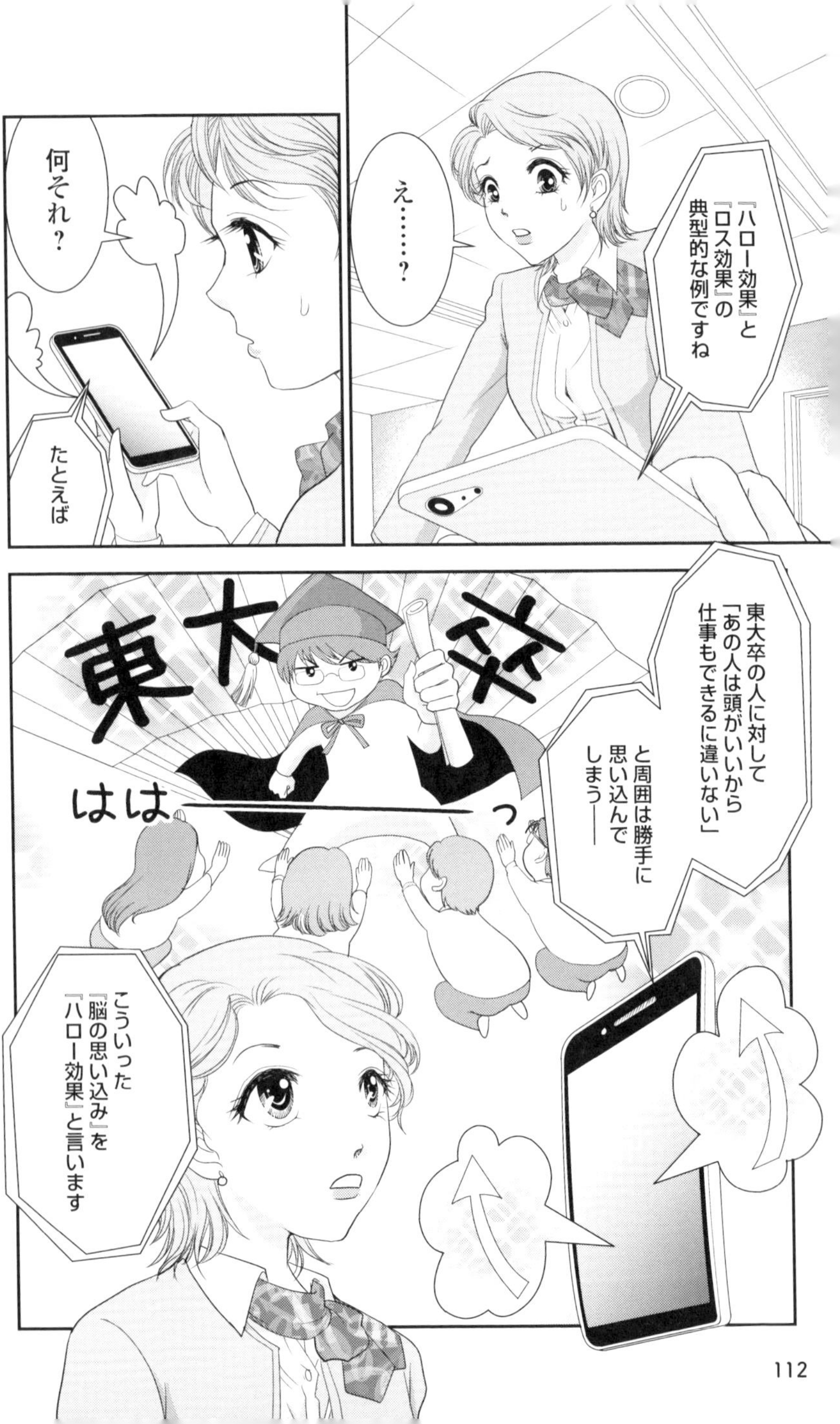

『ハロー効果』と『ロス効果』の典型的な例ですね
え……？
何それ？
たとえば
東大卒の人に対して「あの人は頭がいいから仕事もできるに違いない」
と周囲は勝手に思い込んでしまう――
東大卒
はは――っ
こういった『脳の思い込み』を『ハロー効果』と言います

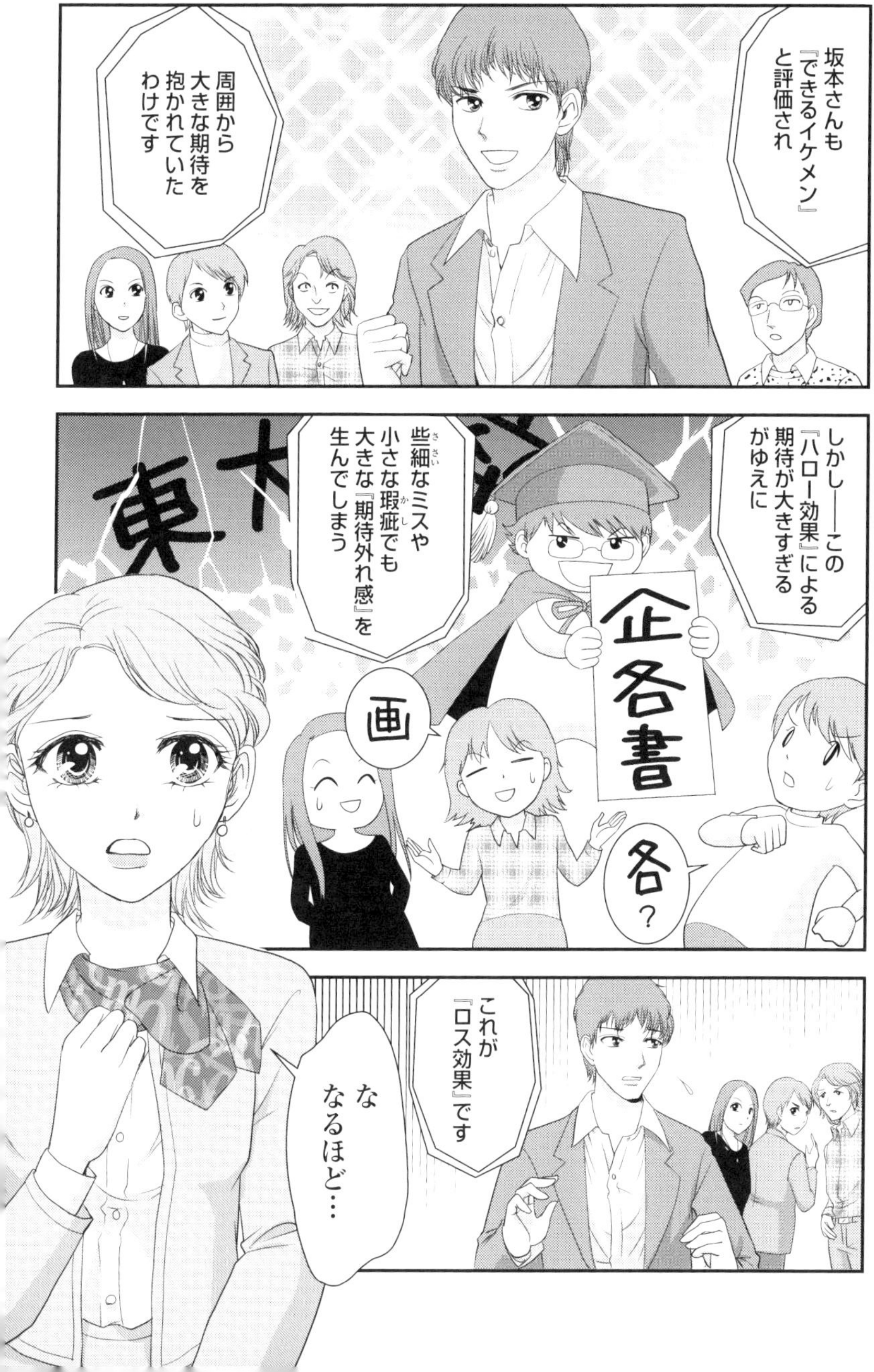

坂本さんも『できるイケメン』と評価され
周囲から大きな期待を抱かれていたわけです
しかし――この『ハロー効果』による期待が大きすぎるがゆえに
些細《ささい》なミスや小さな瑕疵《かし》でも大きな『期待外れ感』を生んでしまう
企各書
画
各？
これが『ロス効果』です
な なるほど…

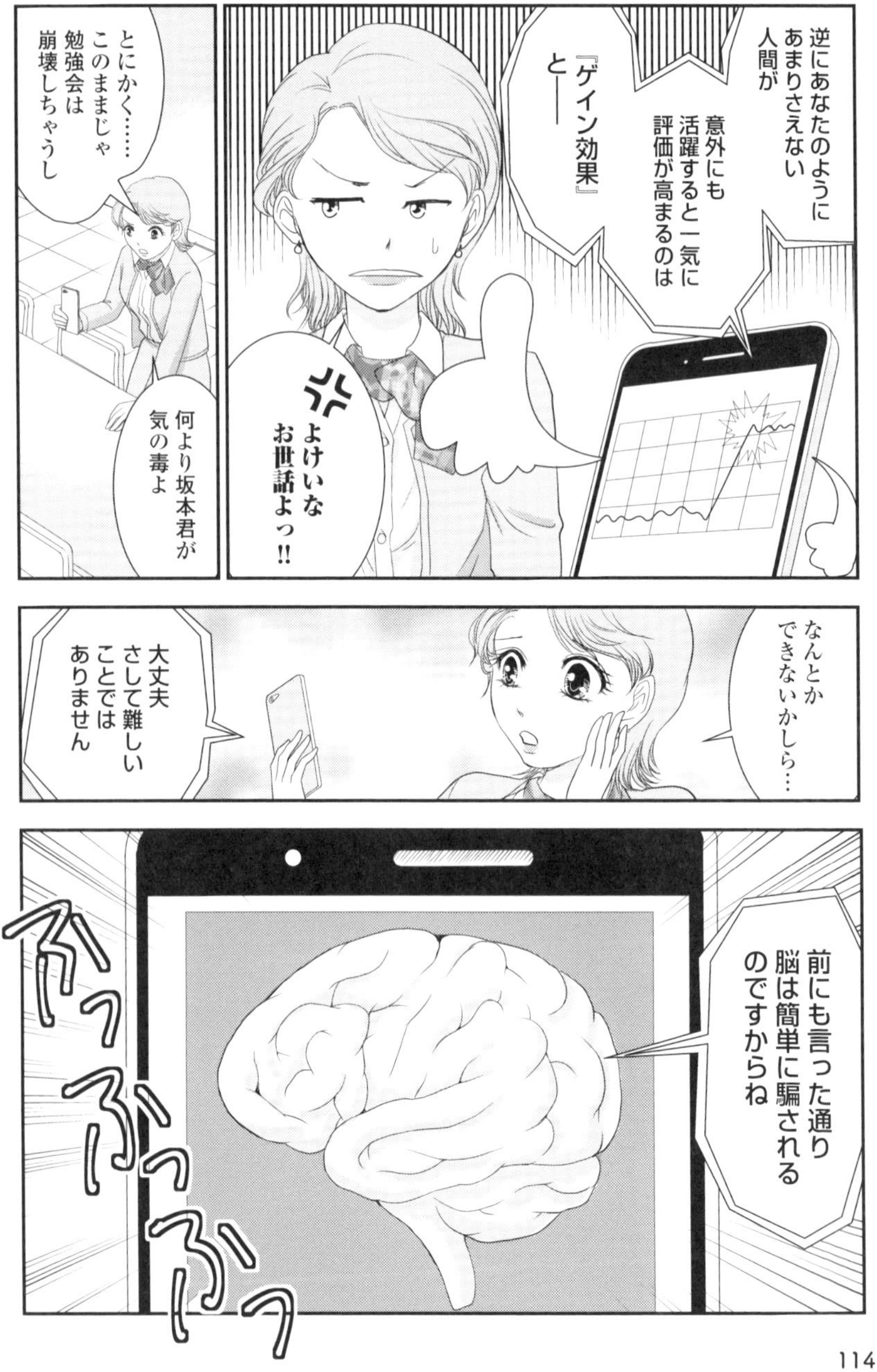
逆にあなたのように
あまりさえない
人間が
意外にも
活躍すると一気に
評価が高まるのは
『ゲイン効果』
と——
よけいな
お世話よっ!!
とにかく……
このままじゃ
勉強会は
崩壊しちゃうし
何より坂本君が
気の毒よ
なんとか
できないかしら…
大丈夫
さして難しい
ことでは
ありません
前にも言った通り
脳は簡単に騙される
のですからね
ふっふっふっ

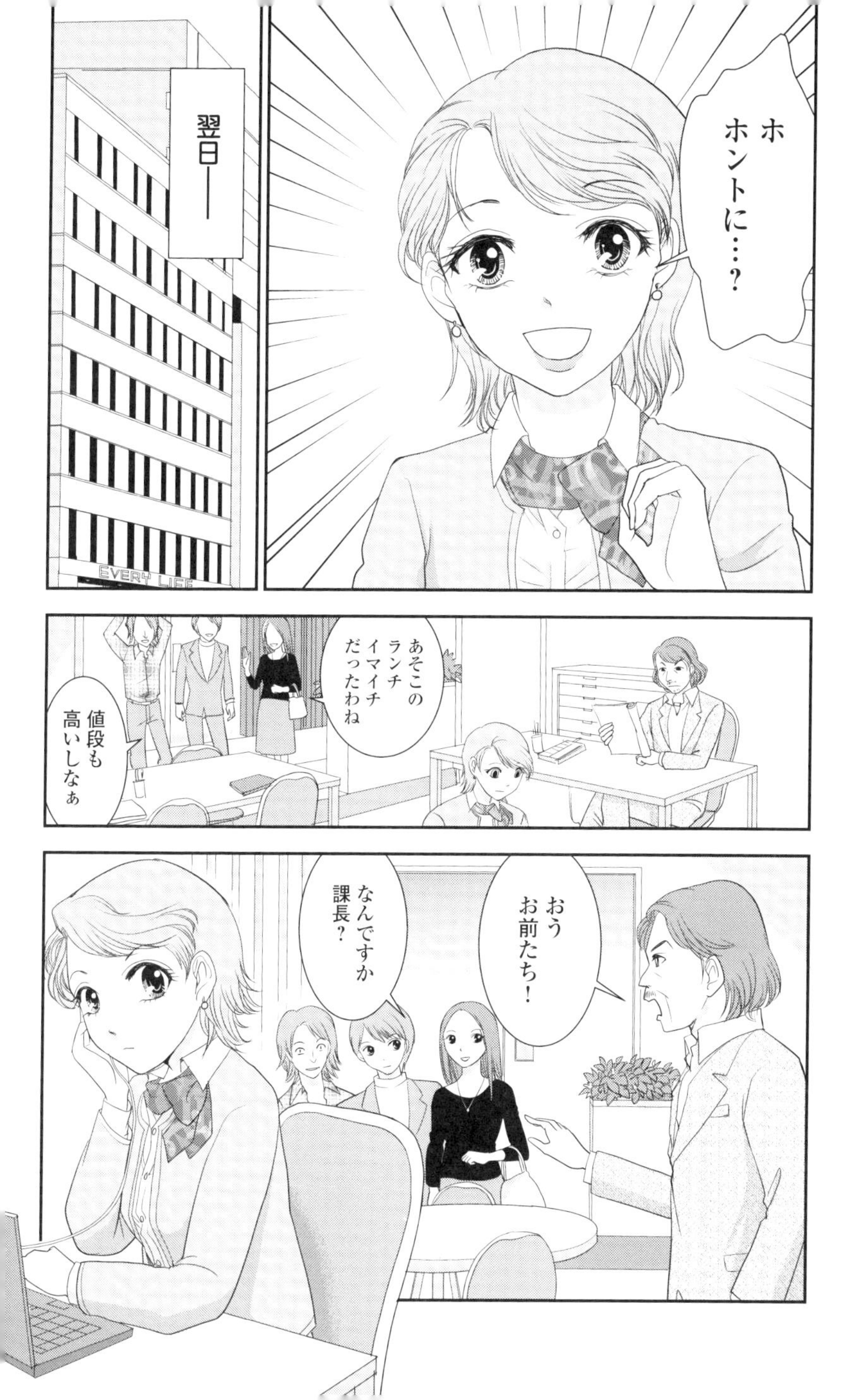
ホ
ホントに…？
翌日――
EVERY LIFE
あそこのランチイマイチだったわね
値段も高いしなぁ
おうお前たち！
なんですか課長？

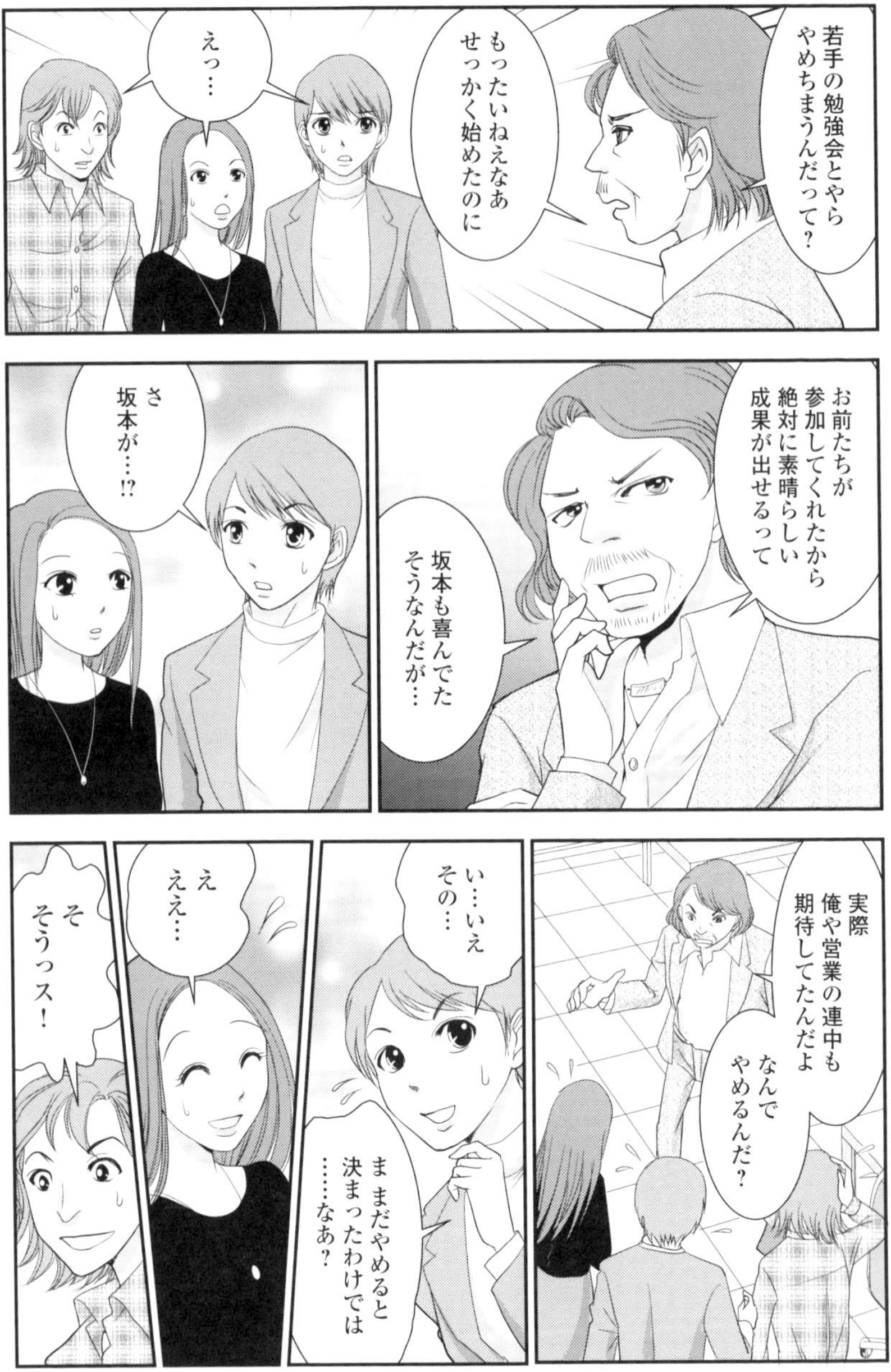
若手の勉強会とやら
やめちまうんだって?
もったいねえなあ
せっかく始めたのに
えっ…
お前たちが
参加してくれたから
絶対に素晴らしい
成果が出せるって
坂本も喜んでた
そうなんだが…
さ
坂本が…!?
実際
俺や営業の連中も
期待してたんだよ
なんで
やめるんだ?
い…いえ
その…
ま まだやめると
決まったわけでは
……なあ?
え
ええ…
そ
そうっス!

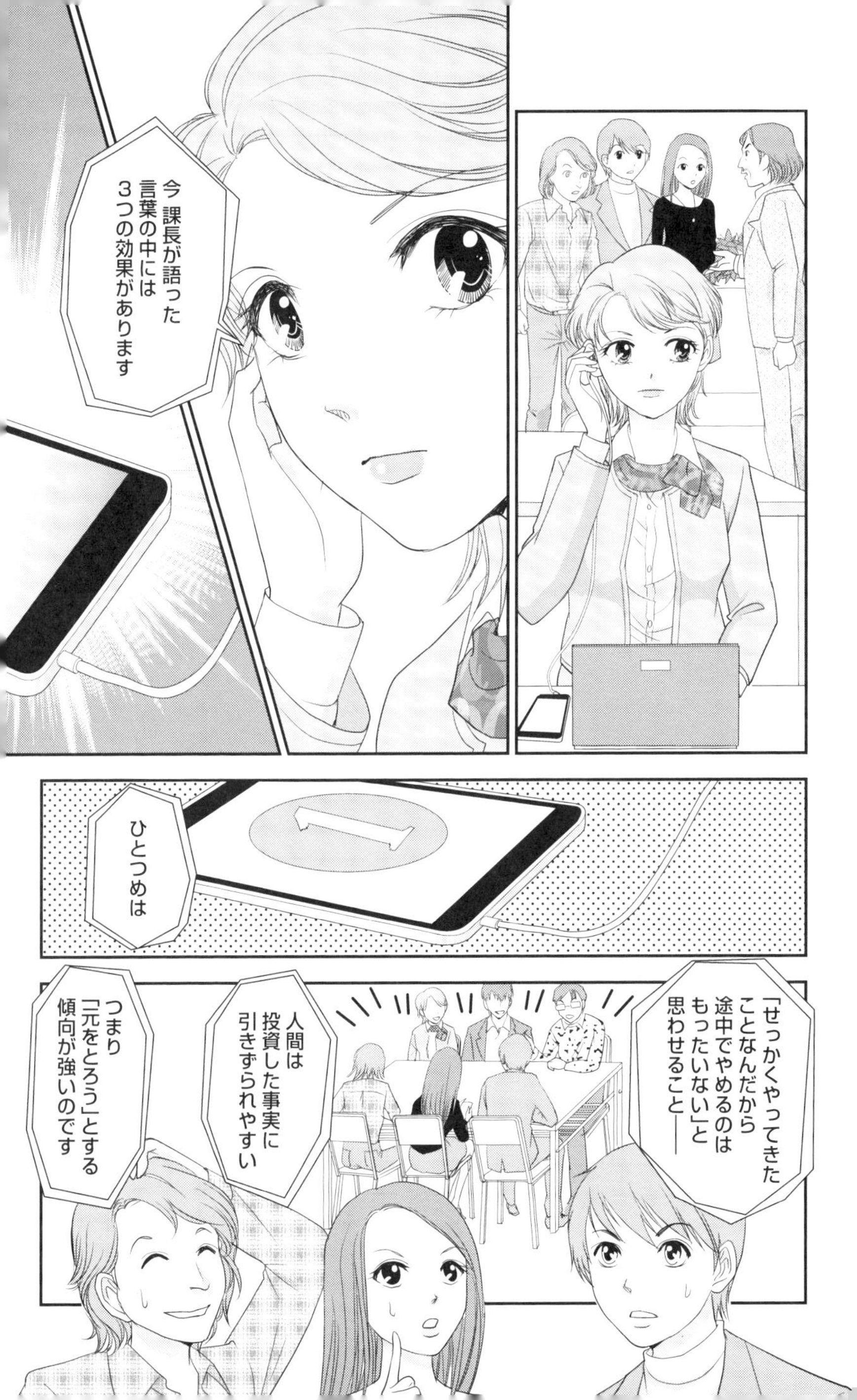

今 課長が語った言葉の中には3つの効果があります
ひとつめは
「せっかくやってきたことなんだから途中でやめるのはもったいない」と思わせること――
人間は投資した事実に引きずられやすい
つまり「元をとろう」とする傾向が強いのです

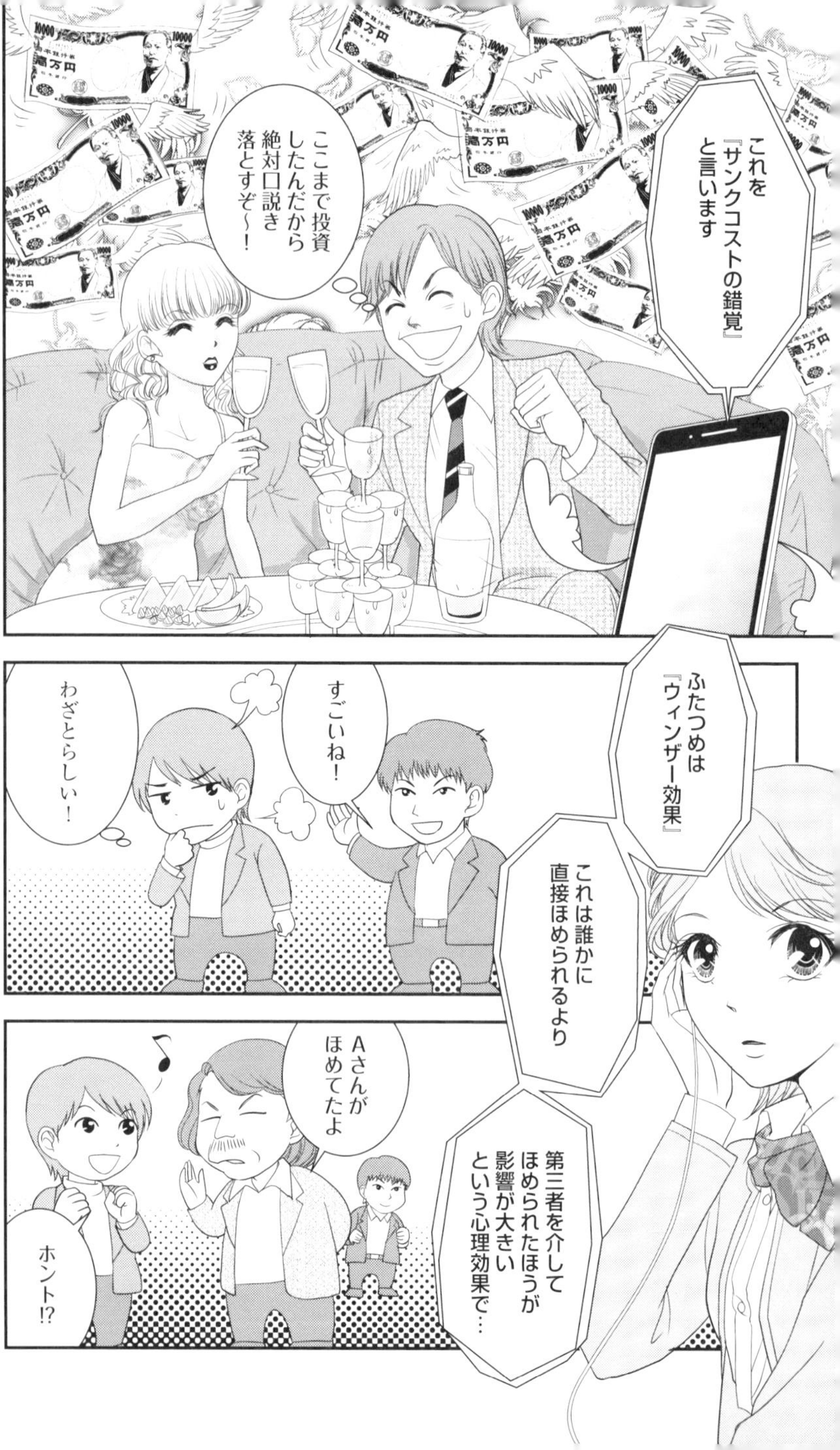
これを
『サンクコストの錯覚』
と言います
ここまで投資
したんだから
絶対口説き
落とすぞ〜！
ふたつめは
『ウィンザー効果』
これは誰かに
直接ほめられるより
すごいね！
わざとらしい！
第三者を介して
ほめられたほうが
影響が大きい
という心理効果で…
Aさんが
ほめてたよ
ホント!?

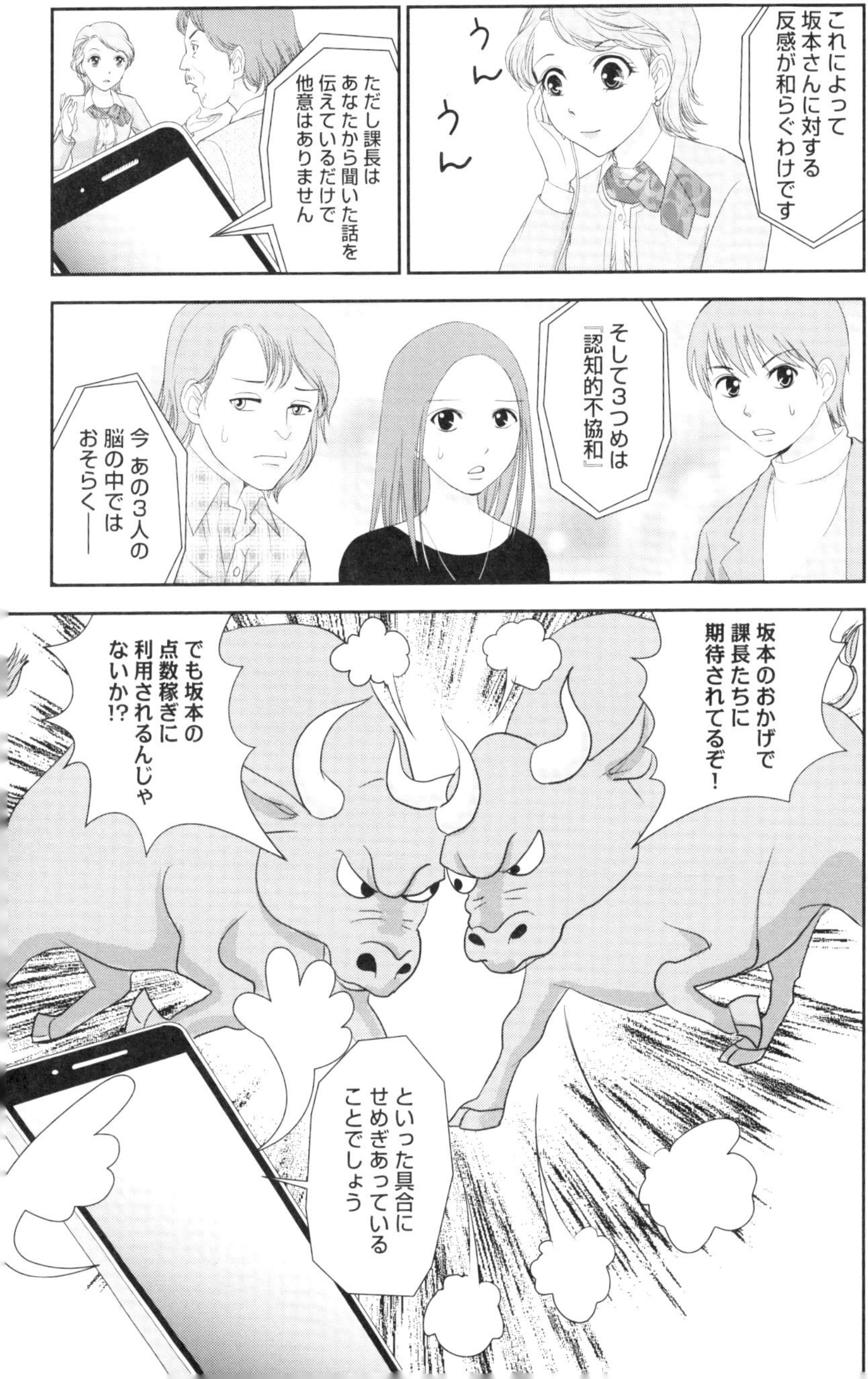
これによって坂本さんに対する反感が和らぐわけです
うん うん
ただし課長はあなたから聞いた話を伝えているだけで他意はありません
そして3つめは『認知的不協和』
今あの3人の脳の中ではおそらく――
坂本のおかげで課長たちに期待されてるぞ！
でも坂本の点数稼ぎに利用されるんじゃないか!?
といった具合にせめぎあっていることでしょう

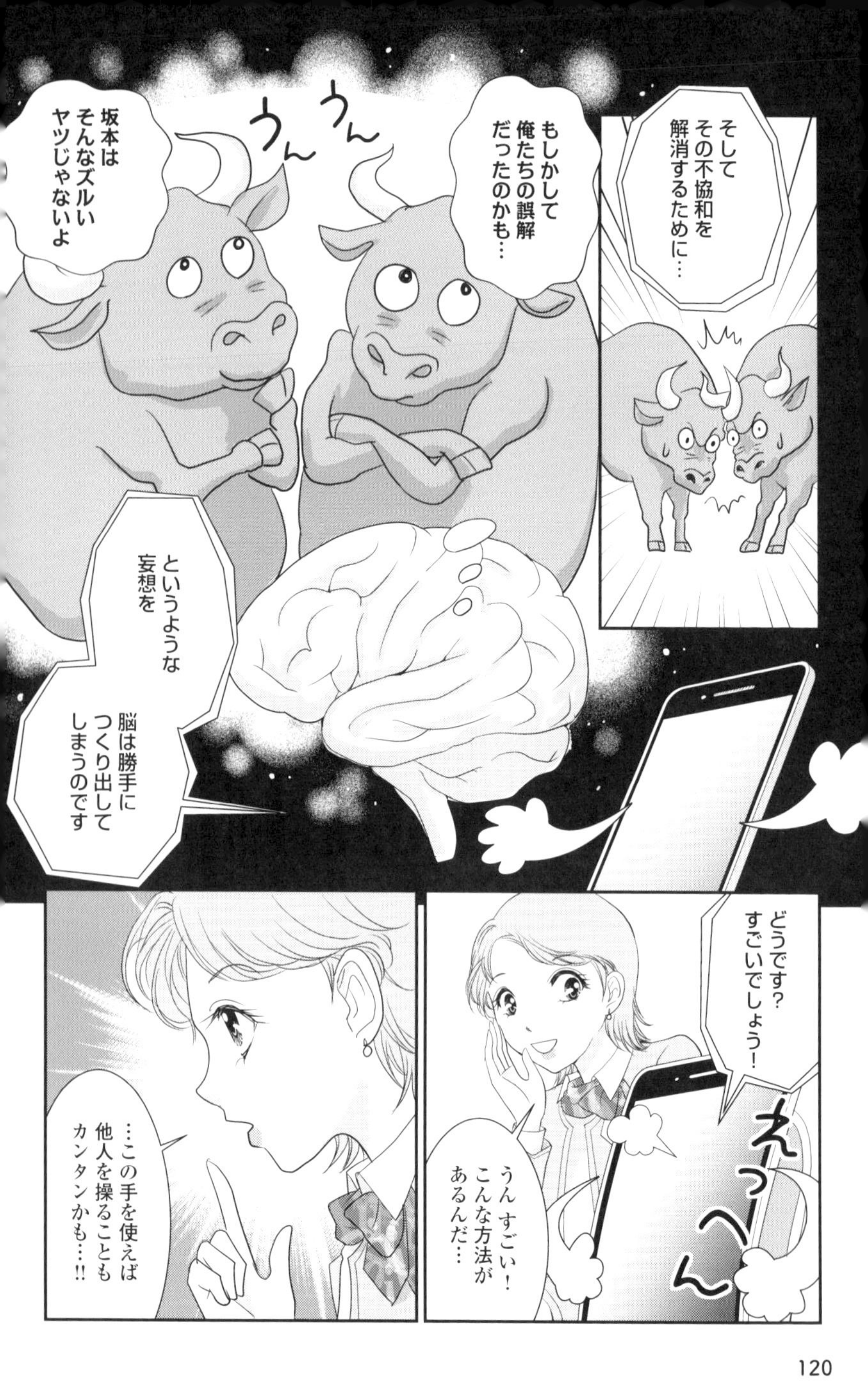
そして その不協和を 解消するために…
もしかして 俺たちの誤解 だったのかも…
うん うん
坂本は そんなズルい ヤツじゃないよ
というような 妄想を
脳は勝手に つくり出して しまうのです
どうです? すごいでしょう!
えっへん
うん すごい! こんな方法が あるんだ…
…この手を使えば 他人を操ることも カンタンかも…!!

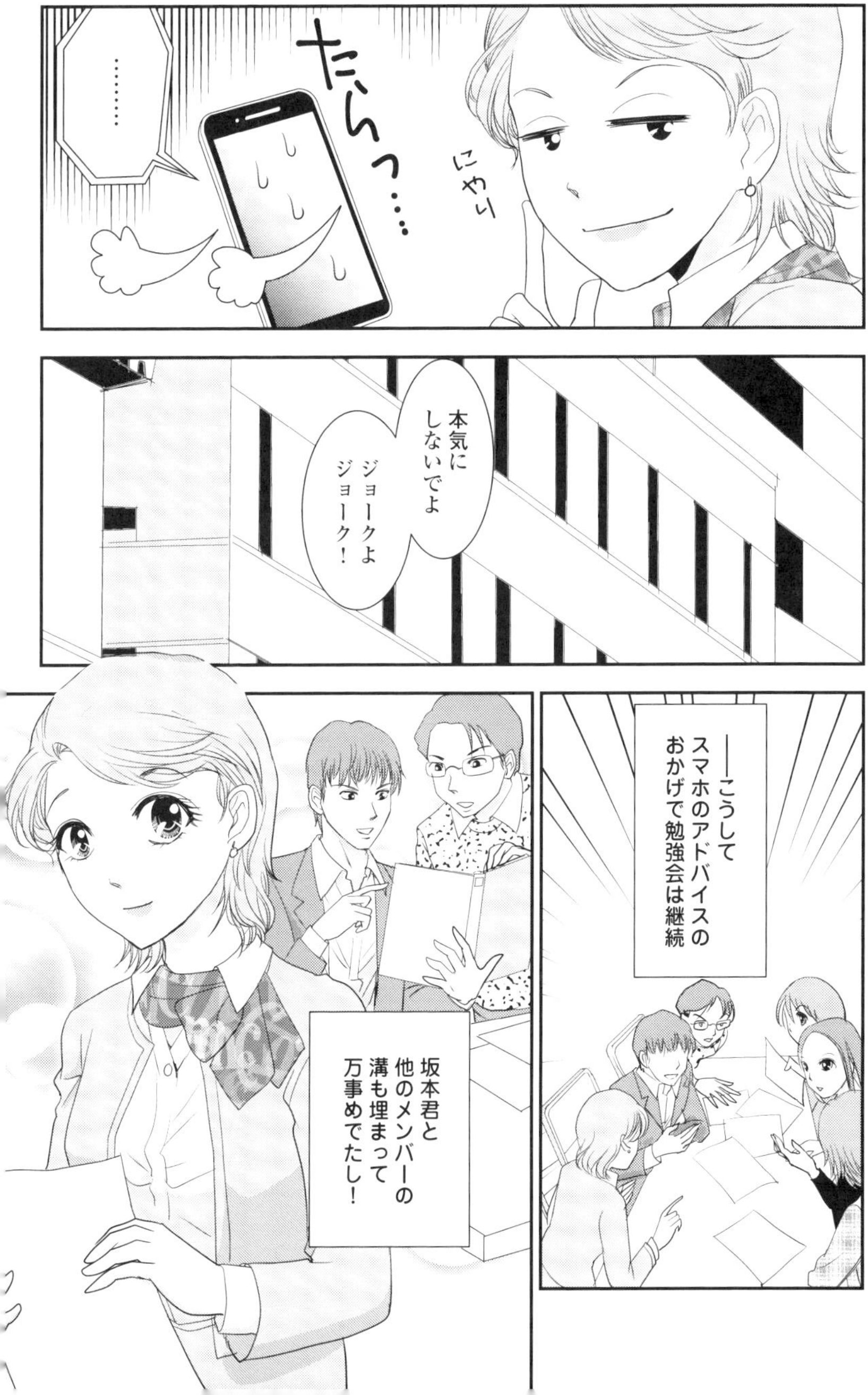
……
たらっ…
にやり
本気にしないでよ
ジョークよジョーク！
——こうしてスマホのアドバイスのおかげで勉強会は継続
坂本君と他のメンバーの溝も埋まって万事めでたし！

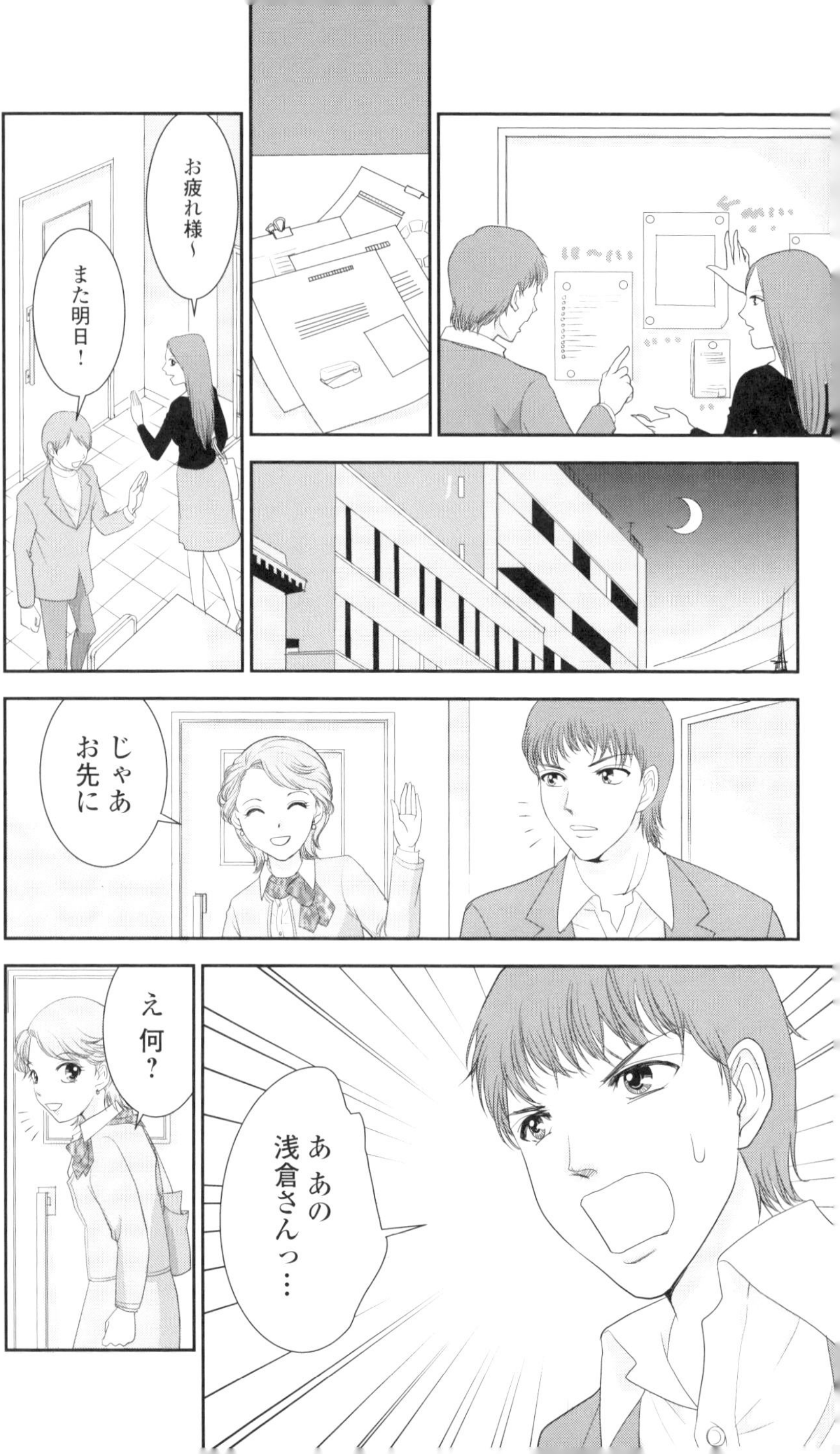
お疲れ様～
また明日！
じゃあ
お先に
え何？
あぁあの
浅倉さんっ…

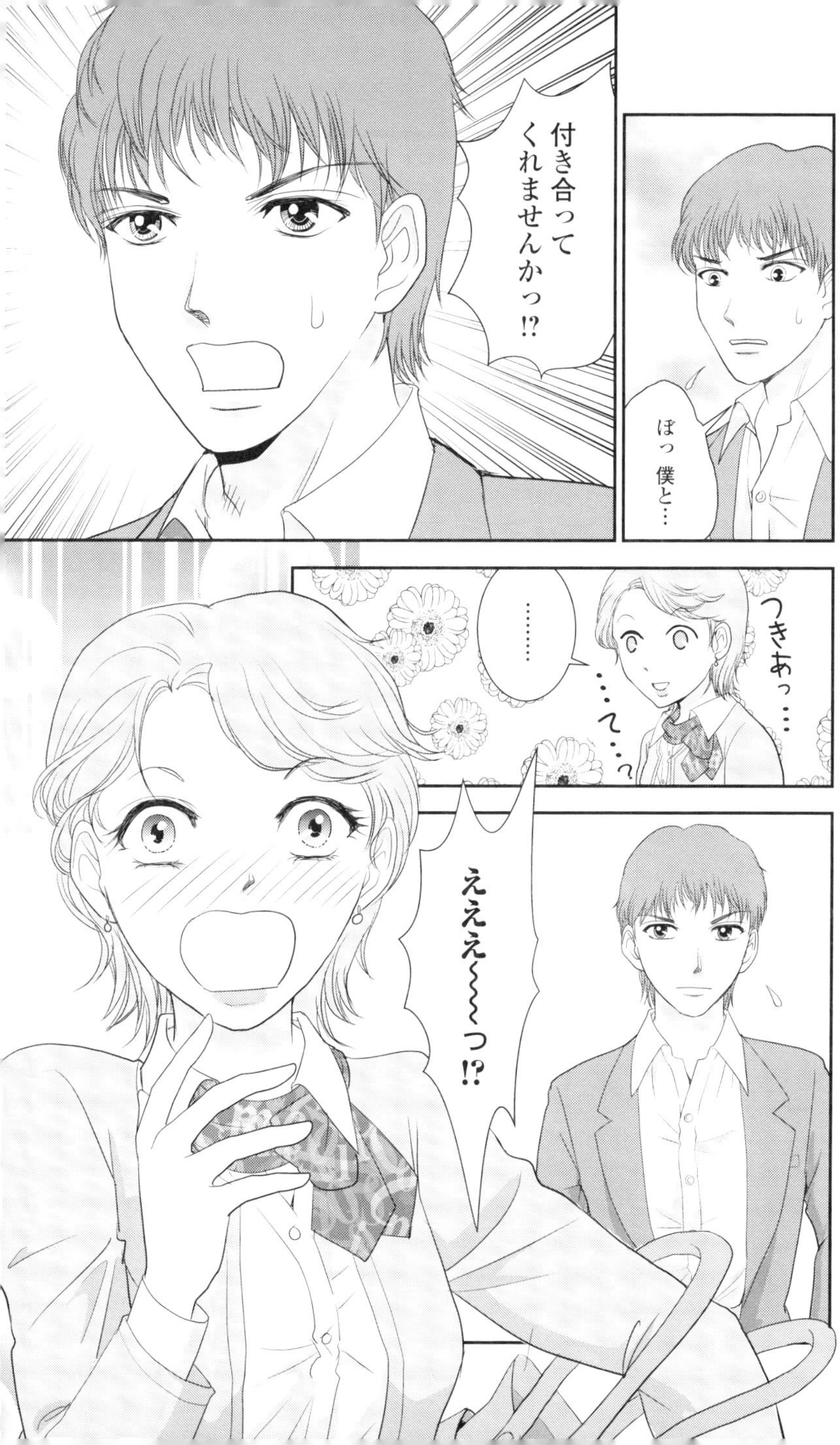
ぼっ 僕と…
付き合ってくれませんかっ!?
つきあっ…
…て…?
………
えええ〜〜っ!?

東大卒は頭がいい？強力な「ハロー効果」

美人は得か損か――
～外見や肩書にとらわれてしまう脳

「ブラジルでサッカーをやっていた」と聞いただけで、その人のことを、ものすごくサッカーのうまい人なんだと思ってしまいませんか？そして、職場や地域のサッカー大会の前に、メンバーにぜひ入ってほしい！とオファーを入れてしまう、なんてこともありそうです。実際のプレーは一度も見たことがないのに……。

マンガのなかで例にあげた、「東大卒は頭がいい」「仕事ができる」と思い込むのと同じ「ハロー効果」の典型例ですね。

このハローとは、「こんにちは」の意味ではなくキリスト像や仏像・菩薩像などの後ろに描かれたり設置されたりしている「光背《こうはい》」のことです。英語で言うと「Halo」ですね。その存在が輝いている様子を表現するための、きらきらエフェクト、とでも言いますか。

この光背と同様の効果が、彫刻や絵画だけではなく、実在の人物にもあるわけです。

自分の話で恐縮ですが、私についてもそうかもしれませんね。

この本のカバー、そでにあるプロフィール欄を見てみてください。

「どうもこの中野という人は東大卒で、医学部の大学院で脳だの心理だのを勉強して、医学博士で、何だかよくわからないけどフランスの国立研究所に勤務していたらしい……」

そうした事前情報があった上で、もし、私とお話しする機会があったとしたら、あなたはどんなふうに感じるでしょう？


ちょっと想像してみてもらえましたか？

初対面ということもあるでしょうが、それを差し引いても、やや緊張気味になり、どうも構えてしまうような感じがするのではないかなと思います。

ものすごく頭のいい人だったらどうしよう？　脳とか心理とか勉強しているみたいだし、全部見すかされてしまったらどうしよう？　うっかりバカなことを言ってしまって、軽蔑《けいべつ》されないか心配だ——。

あとあと聞いてみると、そうした感想をもったという人もいるようです。

実際の私は、学問を修めただけで、社会経験は少ないですから、現実の人間関係に関しては、これから勉強することばかり……。世間知《せけんち》というようなものは、むしろ読者のみなさんのほうが豊富かもしれません。

いずれにしても、私という実物とは、会ったことも話をしたことがなくても、あなたの脳は自動的に、あなたの「中野信子」像をつくってしまうのです。東大とか、医学博士とか、脳科学などの言葉の持つイメージをもとにして。

実際には、一度もコミュニケーションをとったことがないわけですから、本当に頭がいいのかどうかは、わからない。それでも、

「『東大』卒なんだから、きっと頭がいいに違いない」

と、脳が勝手に像を結んでしまう。これが、「ハロー効果」です。

菊池寛《きくちかん》の短編に『形』という名作がありますね。この小説は「ハロー効果」の本質を巧みに描いた、警句《けいく》的な作品です。

槍《やり》の名手として敵に畏怖《いふ》された「槍中村」こと中村新兵衛は、戦のときには常に猩々緋《しょうじょうひ》の鎧《よろい》に唐冠纓金《とうかむりえいきん》の兜《かぶと》を身につけ、実に華やかな出《い》で立《た》ちの武者であることが敵味方に広く知られています。しかしある日、元服《げんぷく》したばかりの若武者に請われて、その鎧兜、つまり「形」を、若武者に貸し与えることになりました。新兵衛は、代わりの地味な鎧兜で戦場に出ます。が、実力は変わっていないはずなのに、新兵衛は苦戦してしまいます。そして最後には、勢いづいた敵兵に脾腹《ひばら》を刺し貫かれてしまうのです。

「槍中村」という名声は、新兵衛の実力などではなかったという残酷な事実。敵味方問わず多くの人が過大な評価をした結果の、虚像にすぎなかったのです。

その虚像の象徴が、猩々緋の鎧に、唐冠纓金の兜でした。

「東大卒」だけでなく、警察のユニフォームや大企業の名刺、ブランド品のロゴなども「猩々緋の鎧に唐冠纓金の兜」と同様の効果を持つことがおわかりいただけるでしょうか。イメージや思い込み、権威が先行して、これらと実体が別のものであるということに気づかず、勝手に相手を過大評価してしまうということは、しばしば起きてしまう現象なのです。

ただ、強力に見えるこの「ハロー効果」にも、賞味期限があります。

300人弱の女性のプロフィール（顔写真・自己PR・経歴・趣味・結婚歴・家族・出身地・年齢）を、400人の男性被験者に見せ、各女性のパーソナリティーについて想像で評価してもらう、という実験を行った人がいました。

すると、ほとんどすべての男性被験者が、顔写真を重視して評価をしたのです。

女性が美人の場合、「彼女はお人好しだろう」「嘘をつけないタイプだ」と評価する一方で、不美人に対しては、「頭は良さそうだが、イジワルで計算高いタイプだ」と評価する被験者が多数を占めるという結果になりました。

どうですか？　ひどい、と思うでしょうか？

でも、「ハロー効果」に賞味期限があるせいで、一番気の毒なのは実は、美人のほうであるという結果になることもわかっているのです。

外見の美しさによる最初の「ハロー効果」として、「美しくて知的で性格も良い」とやたらと高い評価を受けてしまうと、その後、どんな些細《ささい》なミスをしても、評価が下がり続けることになります。

最初の期待が大きいと、必要以上に幻滅されてしまう。これを「ロス効果」と言うことも、マンガのなかでスマホ君が解説していましたね。

一方、外見がさほど美しくないために、性格も良くはないのだろうと評価された女性に関しては、逆の効果が働きます。どんなに小さなことでも、振る舞いの美しさや、ちょっとした気の使い方で、評価が上がっていく。これが「ゲイン効果」です。

この「ゲイン効果」を悪用する人もいます。結婚詐欺の常套《じょうとう》手段とも言われるくらい、効果的な方法です。

まず最初に、相手の男性には、美人ではなく性格も良いわけではないという負の印象を与えておくのです。そして、徐々に、親切な面や、しぐさの品の良さなどを演出していく。最初はそうでもないと思ったけど、意外に素敵な人なんだな……。こんな具合です。

こうして何人もの男性が騙された事件、実際に世間を騒がせましたよね。

美人は仕事もできる？「論理誤差」の危険

逆利用する方法も！
～無関係なものを関連づけてしまう性質

○○さんは「字がきれいだ」から「仕事もていねいなはずだ」。
彼は「高校を中退している」から「会社をいつ辞めるかわからない」。

彼女は「さわやかな美人」だから「仕事もさわやかに遂行するに違いない」。

どうでしょうか？　人を評価するとき、けっこう、こんな調子で見てしまっていませんか？　このように、本来は関係のない評価項目であるにもかかわらず、評価する人が、それぞれの項目の関連性を勝手に推論して評価してしまう現象を「論理誤差《ろんりごさ》」と言います。

「力強い顔立ち」だから「お酒に強いだろう」というのもそうですね。

これ、とっても嫌なものです。本当は飲めないのに、見た目だけで「強いだろう」とお酒を強要され、限度以上に飲まされる。付き合いだから無下《むげ》に断るわけにもいかず、なかには生命の危険を感じた経験のある人もいるのではないかと思います。まったく科学的な根拠もなく、見た目だけで強要するわけですから、ちょっと野蛮《やばん》な感じがしますね。
でも、あなたも、この法則にしたがって評価されているのです。たとえば、色白で痩せているだけで、「神経質そう」なんて言われたりしませんか？

こうした誤謬《ごびゅう》は、人事考課のときに見られがちな現象なので、評価する側にいる際は注意する必要がある、とされています。評価者が被評価者をよく知らなかったり、評価項目の内容の把握が不十分なときにその傾向が現れます。
評価する相手の行動をよく観察して、知っておくのが、誤認を防ぐのには一番重要なことです。印象と事実とは、異なる場合が少なくないわけですから。

一方で、自分が評価される側にあるときは、こうした「論理誤差」があるということを上手に利用していくことも有効です。わざわざメガネをかけて知的な感じを演出するというのは、よく使われる方法のようですね。

冷静な判断ができなくなる「サンクコストの錯覚」

引き際の判断が大事
～「もったいない」がさらに損を生む悪循環

突然ですが、レストランで3万円のコースを注文したと仮定してください。

しかし、期待していたよりずっと料理のレベルは低く、お店の対応もいい加減で、雰囲気もいまいち。途中で出ようとしても、コースの値段は支払ってほしいとお店側から言われたとします。

あなたは、どうしますか？（店長を怒鳴りつけ、支払わずに出て行く、という方向性はこの場合、考えないでくださいね）

A＝たとえ不味かったとしても、最後までコースを味わう

B＝レストランを出て、ほかの店に行く

Aの場合、コース代3万円に加え、それまでの時間とこれから食事

にかかる時間を失うことになります。

Ｂの場合、コース代３万円と、それまでの時間を失うことになりますが、残った時間は、あなたの自由に使うことができます。


このとき、さらに時間を浪費してまで、美味しくないと感じる食事を続けることは、経済学的には合理的な選択ではありません。一方、レストランを出て、残りの時間を有効に使うことは、合理的な選択と言えます。いわゆる「損切り」できるかどうかが問題となるわけです。

しかし、多くの人は、３万円がもったいない、高額な代金を支払うのだから元をとらなければ、などと考え、美味しくない食事を最後まで食べ続けることに時間を使ってしまうのです。

これが、「サンクコストの錯覚」です。

サンクコストとは「埋没費用《まいぼつひよう》」のこと。英語で書くと「sunk cost」ですね。埋没とは文字どおり、何らかの行為に投資した資金のうち、その行為を中止したり、コミットメントを縮小したりしたとしても、絶対に回収できない費用のことを指す用語です。

この例では、コース代３万円と、レストランを出るまでの時間が「埋没費用」で、どの選択肢を選んだとしても、回収することができません。

そして、人間というのは、すでに投資してしまった、という事実に引きずられやすく、合理的な判断ができなくなってしまう傾向があるのです。

恋愛や結婚生活でも、同じ現象が見られることがありますね。
これだけのデート代を払ったのだから、この女性と結婚しなければ……。
ずっと我慢してきたのに、ここで離婚したら、これまでの苦労が水の泡……。
どちらの例も、「サンクコストの錯覚」に脳が騙されている状態だと言えるでしょう。

「サンクコストの錯覚」は、「コンコルド効果」という名前でも知られています。こちらの名前で知っている人のほうが、もしかしたら多いかもしれませんね。これは、コンコルドという飛行機の開発から運航終了までのストーリーに由来した命名です。

コンコルドは、イギリスとフランスが共同開発した、最高時速マッハ２の旅客機で、開発当初は「夢の超音速旅客機」と呼ばれた機体でした。
ところが、いざ完成してみると、コンコルドは通常よりも長い滑走距離を必要とするため、多くの空港を改修する必要があることがわかりました。さらに、超音速によるソニックブーム（衝撃波）が問題となり、コンコルドの上空通過を拒否する国が続出。超音速で飛べるのは海上だけに限られてしまいました。そのため、就航も、大西洋を横断する数少ない路線だけになってしまったのです。

さらに、燃費の悪さや運航コストの高さが追い討ちをかけ、ほとんどの航空会社は発注をキャンセル。最終的には20機しか製作されず、商業的には大失敗に終わってしまいました。そして、2000年に起きた墜落事故がきっかけとなり、ついに開発費を回収することができず、2003年に全機が退役《たいえき》、商業運航を終了したのです。

コンコルドより高速、大型の新型機を開発中だったボーイング社は、コンコルドの失敗を教訓に開発をキャンセルしたと言います。これは、「サンクコストの錯覚」に惑わされない、合理的な判断と言えるでしょう。アメリカ人は、こういう合理的な損切り判断が得意ですね。

直接ほめるより「ほめてたよ」と伝えるほうが効果アップ

ほめ言葉は第三者から！
～ウィンザー効果のすごい効力と使い方

職場や身近な人間関係のなかで、ふいに誰かと対立してしまったり、雰囲気が悪くなったりしてしまった……。

マンガのなかでは坂本君が、勉強会のメンバーたちにそっぽを向かれてしまいましたが、もし、あなたの周りでも、そんな事態が生じてしまったら、どうしたらいいのでしょうか。

腹を割って話せたら、意外にあっさり解決できてしまうような問題だったとしても、お互いに直接コミュニケーションをとりにくくなってしまっているような状況では、そういうこともできず、なんだか溝が深まるばかり。無意味な対立なんてますます雰囲気を悪くして、現場の士気を下げるだけですから、さっさと解消するに越したことはないのですが、なかなかうまくいかないものです。

そんな場合の解決策のひとつとして、相手をほめることで、こちらへの悪い印象を弱めてもらう、という方法がありますね。

しかし、コミュニケーションがなかなかとれない相手では、面と向かって直接ほめ言葉を伝えるのは難しい。さらに、そのチャンスがあったとしても、いきなりほめそやすというのも、皮肉ととらえられてしまって奏効《そうこう》しない可能性のほうが高いでしょう。

ここで、力を発揮するのが「ウィンザー効果」です。

「ウィンザー効果」とは、第三者を介した情報、噂話のほうが、直接、本人に伝えられるよりも影響が大きくなるという心理効果のこと。ミステリー小説『伯爵夫人はスパイ』に登場してくるウィンザー伯爵夫人のセリフ、「第三者のほめ言葉が、どんなときにも一番効果があるのよ、忘れないでね」が由来とされています。

この「ウィンザー効果」、使い方はおおまかに分けて二つあります。

ひとつは、噂話を広めてくれそうな人（職場にかならずひとりはいますよね）を何人か見《み》

繕《つくろ》って、その人の前でさりげなく、対立している相手のことを持ち上げる発言をするという方法。たとえば、

「宮下さんはいつも顧客へのフォローが細やかなんだよね。私なんか、とてもかなわないなぁ……（遠い目）」

などと言ってみるのです。さらに、憧れるような表情を自然につくれたりしたら、最高ですね。

もうひとつは、万が一、対立している張本人とうまく遭遇できた場合の方法。直接話す機会が得られたからといって、直《じか》にほめてはいけません。ここはすかさず、「別の誰かがほめていた」という事実を伝えるようにするのです。たとえば、

「宮下さんの顧客への細やかなフォローはすごい、と山本部長がほめていたよ。私はその点、まだまだだなぁ」

というような伝え方です。この方法では、「山本部長がほめていた」ということを伝えたことで、相手の「山本部長」に対する印象が良くなるのはおわかりいただけるでしょう。そして、それと同時に、「ほめていた事実を伝えたあなた」の印象も、実は急上昇するのです。

「山本部長がほめていた」なんて話は、別にでっちあげでもいいのです。それを山本部長本人に確かめに行く人なんて、まずいませんから。

まとめると、このようになりますね。

①両方にコミュニケーションがとれる人を見繕い、その人物の前ではいつも、さりげなく相手のことをほめるようにする

例＝彼女はいつも顧客へのフォローが細やかだよね。私では、とてもかなわないな。

②実際に遭遇したら、直接ほめずに「相手のことを誰かがほめていた」という事実を伝える。

例＝○○部長がいつも、あなたの企画力はすごいと言っているよ、私なんか、まだまだだなぁ。

嘘も100回言えば本当になる!?

デマは猛スピードで拡散してしまう!

～ウィンザー効果の危険な側面

「ウィンザー効果」を使うとき、意識しておいたほうがよいことがあります。

それは、「嘘も100回言えば本当になる」という心理効果。

人に何かを納得してもらいたいと思うとき、メッセージを断続的に繰り返す、あるいは、ソースを別に見せかけた複数の人から何度も伝えると、説得力が増大しますよ、ということです。

洗脳というにはあまりに単純な方法ですが、人間の脳そのものが意外に単純な面を持っているので、非常に有効なのです。

しかし、私たちも気をつけないと、こうしたテクニックを駆使《くし》した嘘の情報にうっかり騙されてしまう場合も少なくありません。SNSなどが発達している現在、なおさら、私たちは、誰かの妄言《もうげん》にさらされやすい環境にいる、ということでもあります。

その興味深い例が、2003年の12月に起きた、佐賀銀行倒産デマ事件です。12月24日、クリスマスイブの深夜に、「佐賀銀行がつぶれる」というデマがネットを中心に流れ始めました。そして翌25日、預金者が預金引き出しや解約のために支店の窓口やATMに殺到し、総額500億円もの預金が引き出されたと言います。

なぜ、こんな事態が起きてしまったのでしょうか。

きっかけは、たった1通のデマメール。しかし、それを受けとった人たちが独自の解釈や推測を加え、2次情報として送信するうちに、あたかもソースが複数あるかのような錯覚を生んでしまいました。実際には「ウソかもしれないが、念のために預金を引き出しておこう」と考えてATMに並んだ人もいたのでしょう。しかし、それを見た人は「佐賀銀行のATMの前に人が並んでいるのを見た」という情報を流します。

そして、一部のATMがとうとう現金不足で休止になると、休止になったATMを見た人たちが「やはり佐賀銀行は危ないようだ」と、さらにデマを拡大してしまいました。情報は、こうして現実味を増す結果となったのです。

このような現象は、佐賀銀行倒産デマ事件以外にも、たくさん見られます。

でも、悪い例だけではありません。賢い人は、こうした妄想を操る技術を、自分の職場・友人関係、はたまたマーケティングに、非常に効果的に応用しています。

たとえば職場で対立している宮下さん（仮称）へのアプローチ。「ウィンザー効果」の力をより高めようと思ったら、やはりこうした波状攻撃でいくのがベターです。

こんなふうに使います（宮下さんの気持ちになって読んでみてくださいね）。

Aさん「宮下さんのこと、伊藤さん、すごく褒めてらっしゃいましたよ」

Bさん「伊藤さんが、顧客のケアの細やかさなら、宮下さんにかなう人はいないよって、いつもおっしゃるんです」

Cさん「伊藤さんって、ああ見えて、宮下さんの実力をめちゃくちゃ評価してますからねー」

どうでしょう？　誰かひとりだけからこの内容を伝えられるより、ずいぶん「伊藤さん」への好感度が上がりませんか？

こういった「ウィンザー効果」の使い方を知っていれば、いろんな局面で、きっとあなたの強い味方になってくれると思います。

せめぎあう脳
～「認知的不協和」

満足度は操作できる
～矛盾する意識の対立を嫌う脳の妄想

思い切って買った超高級ワイン。でも、いざ飲んでみると、あまり美味しいとは思えない……。そんなとき、人間の脳のなかでは、こんな二つの思い（認知）がせめぎあっています。

A＝「高いお金を払って買ったワインなのだから、良いものに違いない」

B＝「しかし、どうにも、美味しくない」

このAとBとの矛盾する認知がせめぎあっている状態を「認知的不協和」と言います。脳は、この矛盾状態をとても不快に感じますから、どちらかの認知を変化させることで、ワインの価値を正当化しようとするのです。

たとえば「味そのものは好みではないが、やはり深みと歴史を感じる」と、別のところに価値を見出そうとしたり、あるいは「飲み方が間違っているのかもしれない」「自分の舌が肥《こ》えていないだけかもしれない」と、自分のせいであると思い込もうとしたりするのです。

このように、二つの認知の間に不協和関係ができたとき、それによって生じる不快感を少しでも緩和《かんわ》させるために、脳は勝手に妄想をつくり出します。この例では、本当にワインが美味しかった場合よりも、むしろ美味しくなかった場合のほうが、このワインに対する思い入れが強くなることもしばしばです。

この「認知的不協和」、単におもしろいね、だけで終わらせるにはもったいないくらい、実は応用がきくのです。たとえば、職場で従業員や部下に対して、嫌な仕事をやらせる。でも、報酬は十分には与えない。

どうですか？　このとき、「認知的不協和」が生じていますね。

「私はいま、つらい仕事をしている」

「つらい仕事だが、報酬は少ない」

この二つの認知の間で揺れ動いた人は、「認知的不協和」を解消するために、このように認知を変容させます。

「私は、報酬が少なくても、この仕事が好きだから、やっているんだ」

決して楽とは言えない仕事を、十分とは言えない給料で続けていける人たちの心理状態は、おそらくこういうものです。

こう書いてしまうと、ちょっとブラック企業っぽいですね。ただ、覚えておいていただきたいことは、十分な報酬が、満足度の向上につながるとは限らないということ。時には、意図的に「認知的不協和」の状態をつくり出して、社員の脳が勝手につくり出す妄想によって満足度を高めていく必要もあるかもしれません。もっとも、経営者が自らの利益を確保するためだけに、こうした心理効果を卑怯《ひきょう》なやり方で利用することには賛成できませんが……。

一方、人間というのは、あっさり、自分自身のつくり出した妄想に引っかかってしまうのだ、ということを、ぜひみなさんに知っておいていただきたいと思います。そして、こういう現象があるということを知った上で、自分の適正な価値をきちんと評価してくれる人と、納得のいくお仕事をしていかれることを、心から願っています。

第3章　ここをチェック！

Q　期待される人、されない人、どっちが得？

A　外見や肩書のイメージで勝手に過大評価されてしまう「ハロー効果」。その評価を保つには、期待以上の実力、成果を維持し続けなければなりません。少しでも期待外れだと、評価の下げ幅も非常に大きいからです。むしろ、初めは期待されず、ちょっとした成果で少しずつ評価を上げていく「ゲイン効果」のほうが、気楽だし得なのかもしれませんね。

Q　「元をとる」は、さらに損を増やすだけ？

A　投資した費用や労力、時間を回収しようとして、ますます損害を大きくしてしまった、という経験、誰でも思い当たることがあるのではないでしょうか。「元をとらなきゃ」と思ったときには、いったん立ち止まって、冷静で合理的な判断をするように心がけましょう。

Q　より効果的なほめ方は……？

A　第三者を介して、あるいは第三者の言葉として、ターゲットにほめ言葉を伝える「ウィンザー効果」。うまく使えれば、人間関係を良好に保つだけでなく、ビジネスシーンでも、とても役に立ちそうですね。

Q　「好きだから頑張れる」は脳の妄想……？

A　その仕事が本当に好きだから、つらくても待遇が悪くても頑張っている、という人も確かにいるでしょう。でも、胸に手を当てて、よ～く考えてみてください。無理に「好きだ」と思い込もうとしてはいませんか？　自分は適正に評価されていますか？　上司や雇用者に「認知的不協和」の状態を悪用されないように、くれぐれもご注意を。

第4章
男と女の脳は別物！

年下イケメンの彼から、まさかの告白！　なんで私？　どうしよう!?　嬉しいけど……でも待って。恋ってなんなの?――。

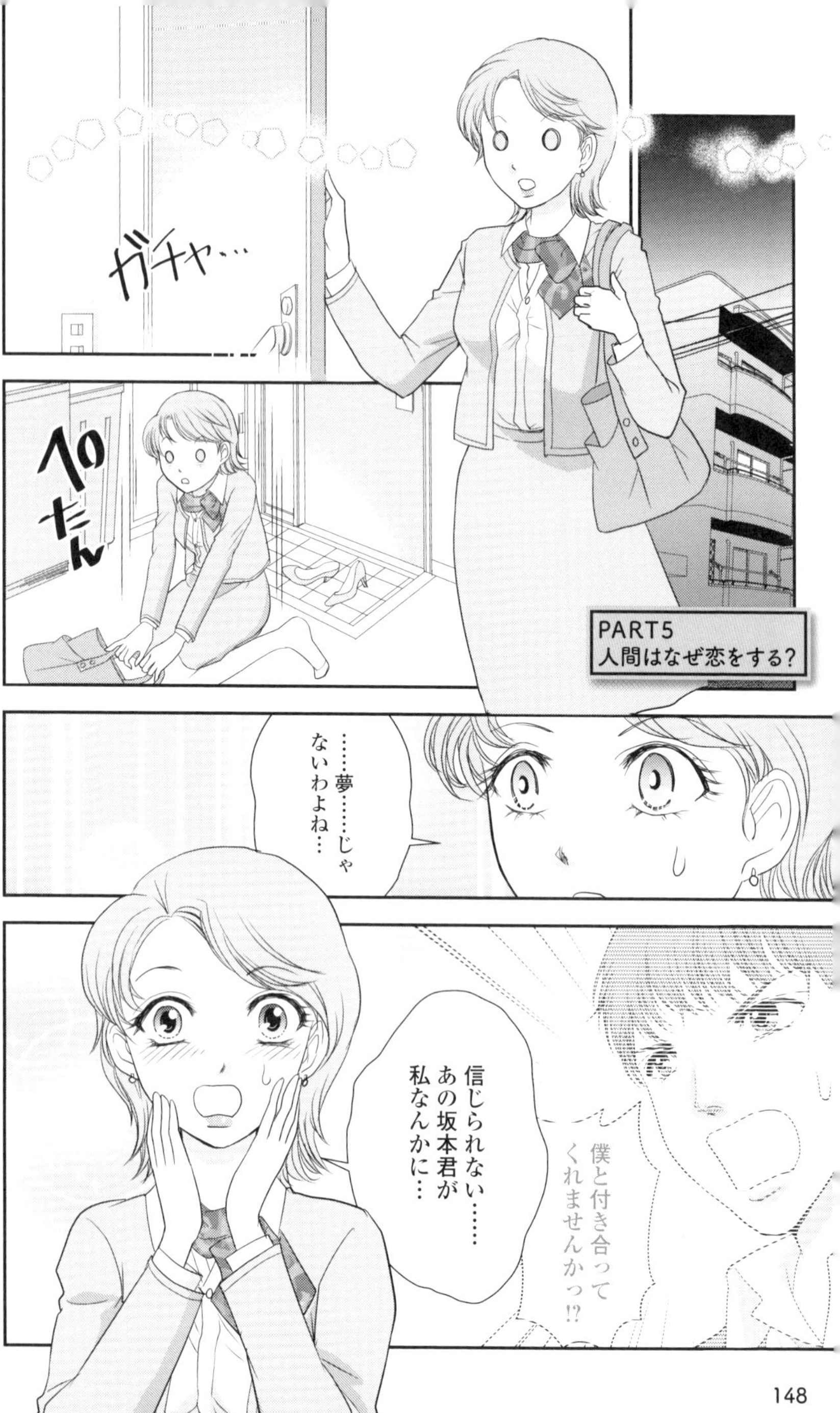
PART5
人間はなぜ恋をする？
ガチャ…
へのたん
……夢……じゃないわよね…
僕と付き合ってくれませんかっ⁉
信じられない……あの坂本君が私なんかに…

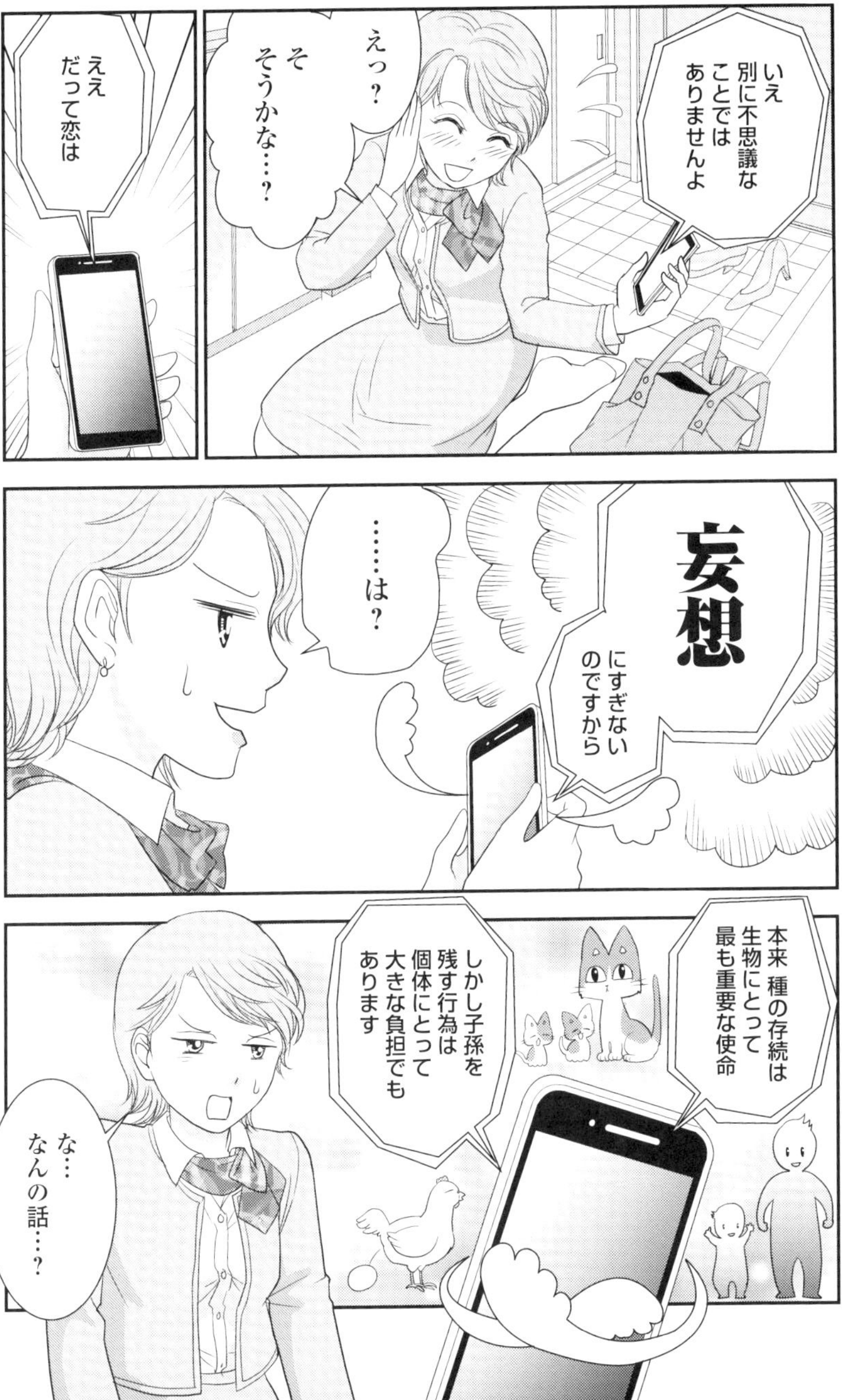
いえ 別に不思議なことではありませんよ
えっ？ そ そうかな…？
ええ だって恋は
妄想にすぎないのですから
……は？
本来 種の存続は生物にとって最も重要な使命
しかし子孫を残す行為は個体にとって大きな負担でもあります
な… なんの話…？

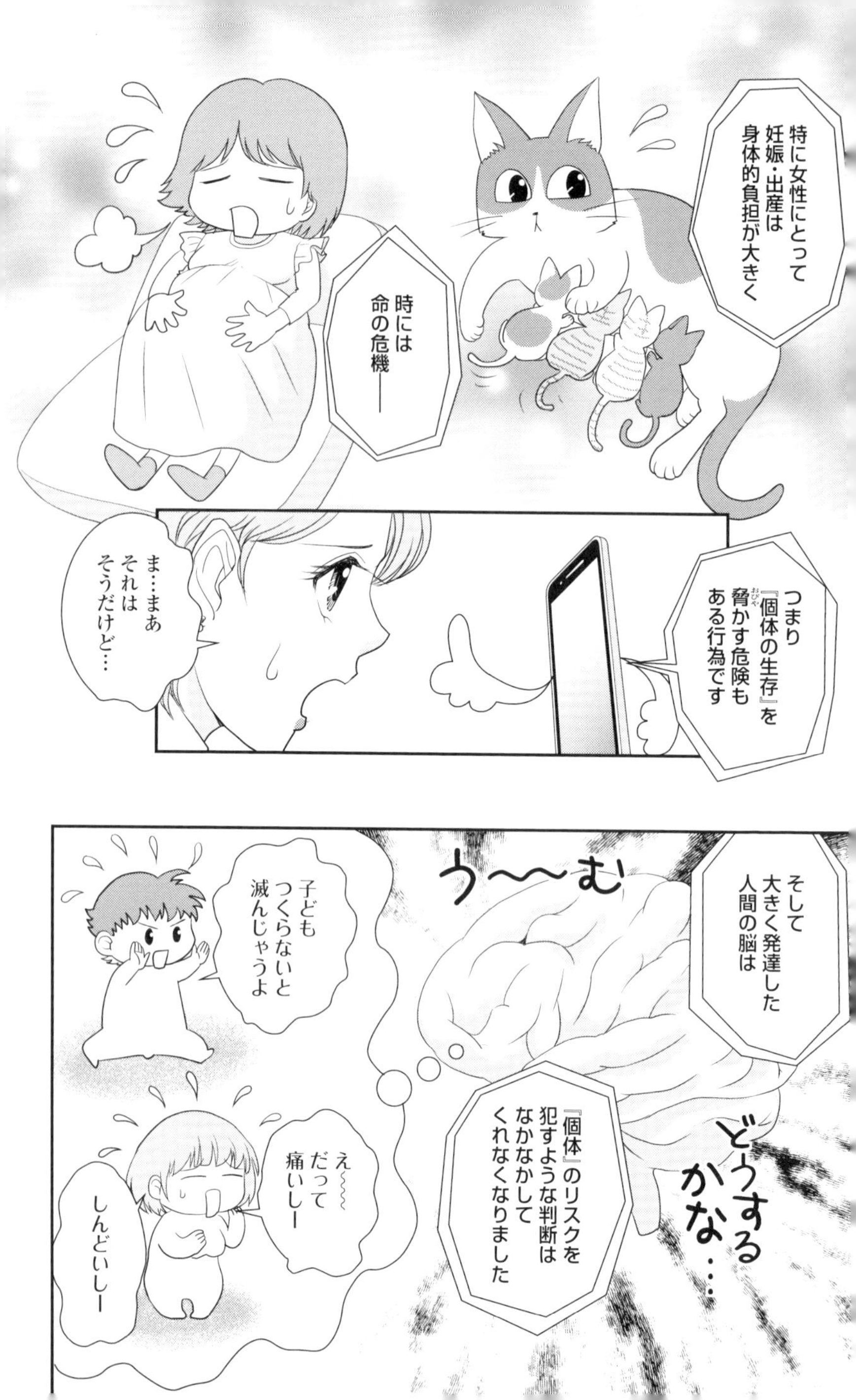
特に女性にとって
妊娠・出産は
身体的負担が大きく
時には
命の危機――
つまり
『個体の生存』を
脅《おびや》かす危険も
ある行為です
ま…まあ
それは
そうだけど…
そして
大きく発達した
人間の脳は
う〜〜む
『個体』のリスクを
犯すような判断は
なかなかして
くれなくなりました
どうする
かな…
子ども
つくらないと
滅んじゃうよ
え〜〜〜
だって
痛いしー
しんどいしー

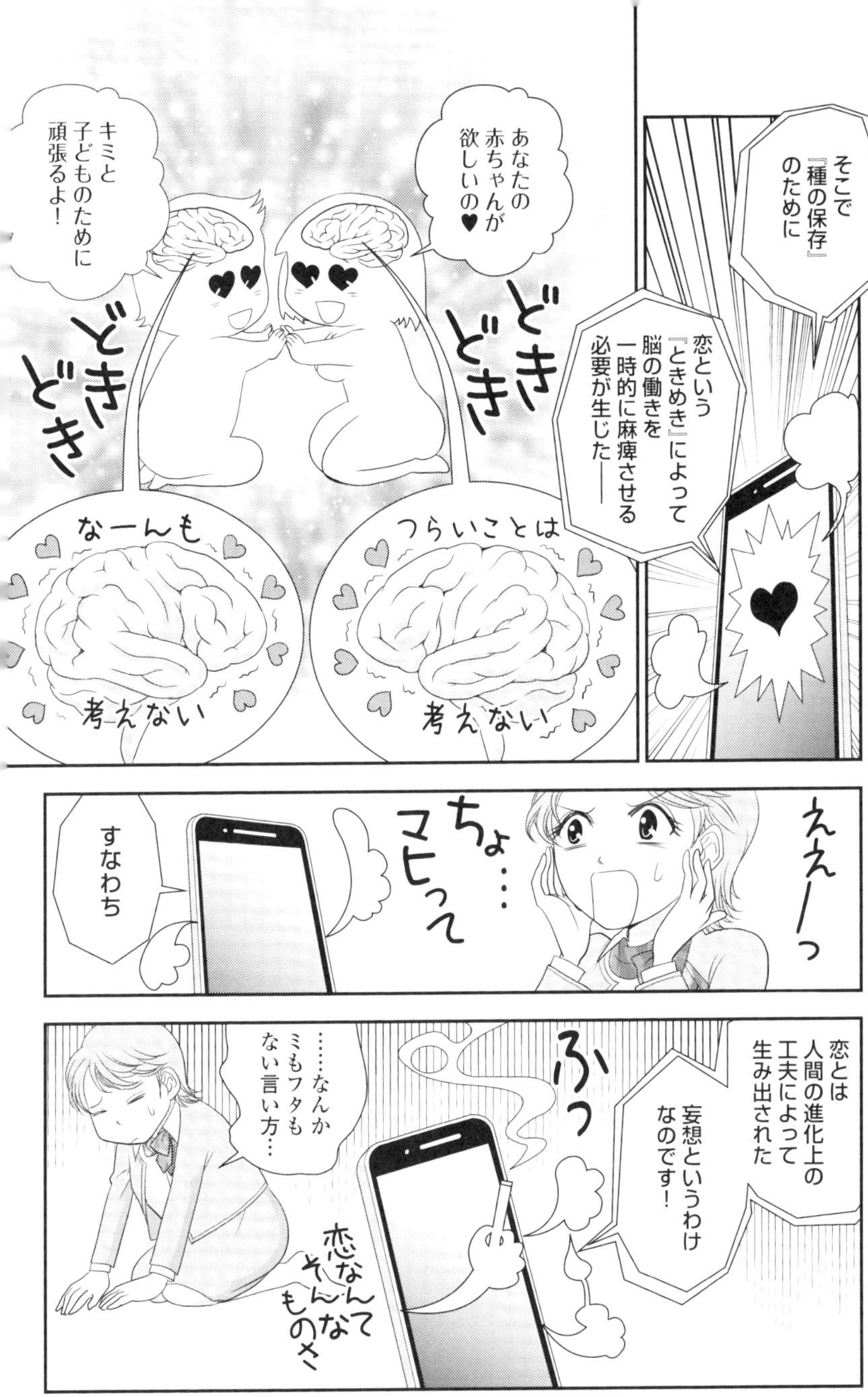
そこで『種の保存』のために
恋という『ときめき』によって脳の働きを一時的に麻痺させる必要が生じた――
あなたの赤ちゃんが欲しいの♥
どきどき
キミと子どものために頑張るよ！
どきどき
つらいことは考えない
なーんも考えない
ええーっ
ちょ…マヒって
すなわち
恋とは人間の進化上の工夫によって生み出された
妄想というわけなのです！
ふぅ
……なんかミもフタもない言い方…
恋なんてそんなものさ

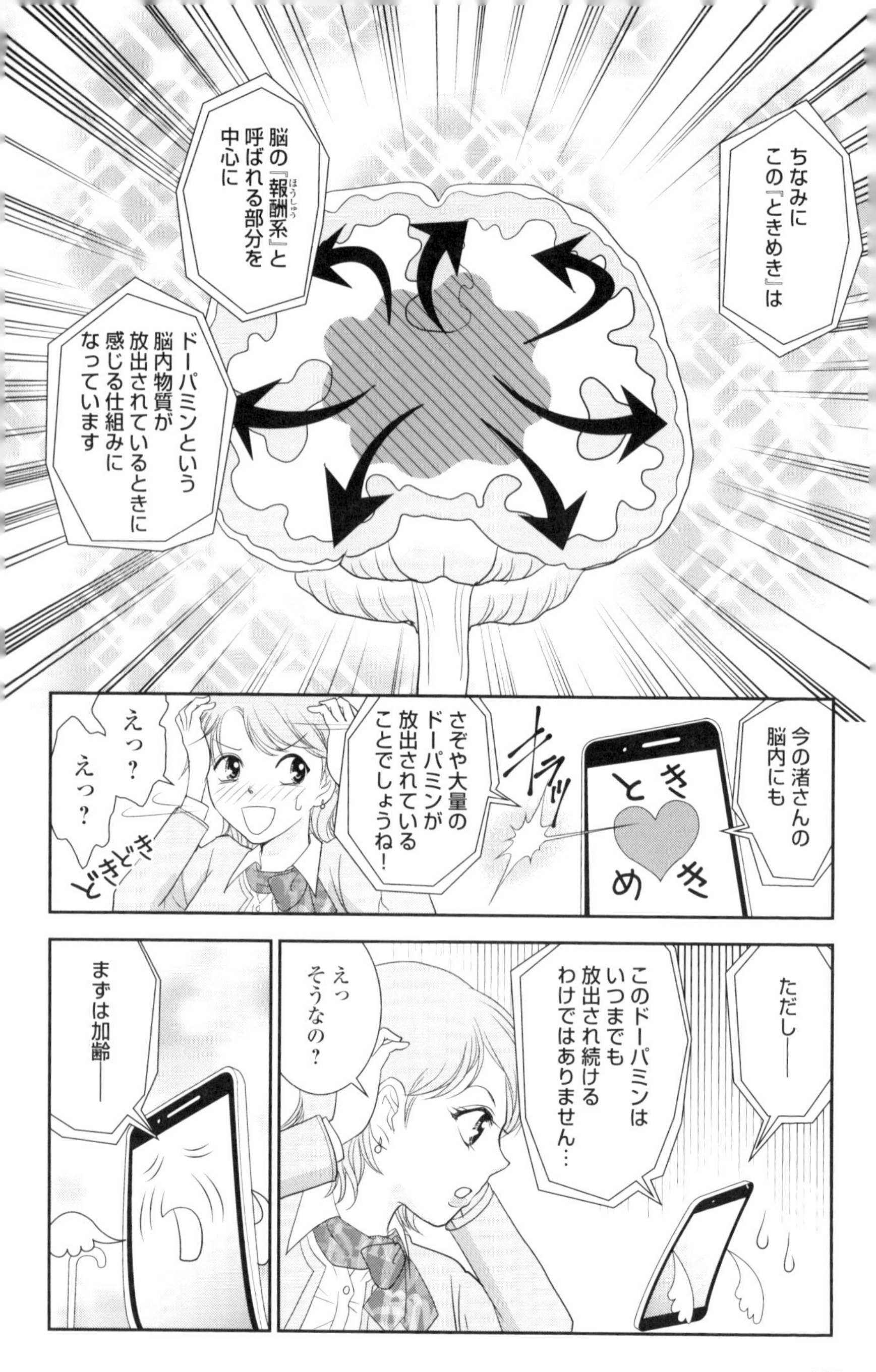
ちなみに この『ときめき』は
脳の『報酬《ほうしゅう》系』と 呼ばれる部分を 中心に
ドーパミンという 脳内物質が 放出されているときに 感じる仕組みに なっています
今の渚さんの 脳内にも
ときめき
キラッ
さぞや大量の ドーパミンが 放出されている ことでしょうね！
えっ？
えっ？
どきどき
ただし――
このドーパミンは いつまでも 放出され続ける わけではありません…
えっ そうなの？
まずは加齢――

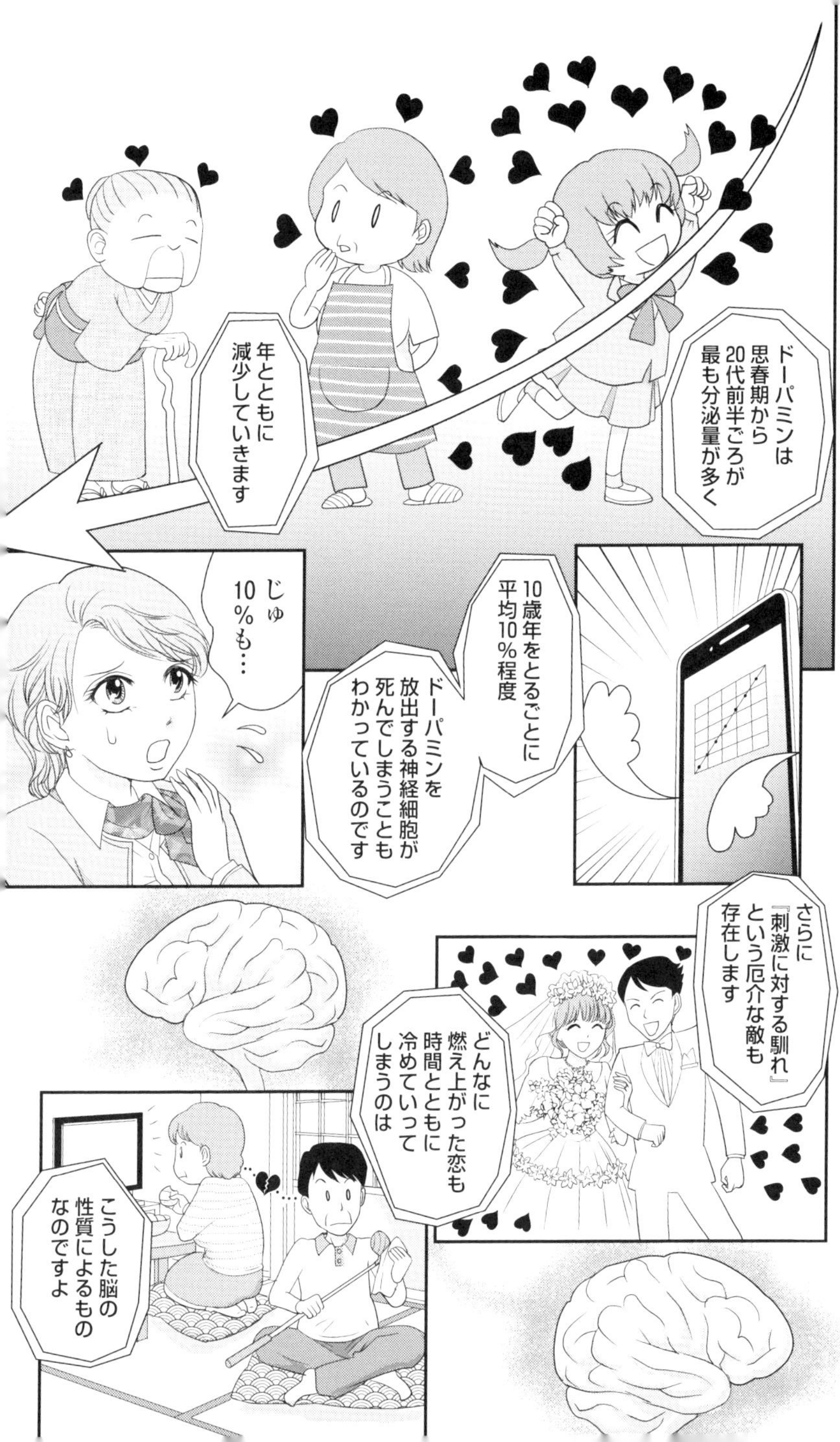
ドーパミンは思春期から20代前半ごろが最も分泌量が多く
年とともに減少していきます
10歳年をとるごとに平均10％程度
ドーパミンを放出する神経細胞が死んでしまうこともわかっているのです
じゅ10％も…
さらに『刺激に対する馴れ』という厄介な敵も存在します
どんなに燃え上がった恋も時間とともに冷めていってしまうのは
こうした脳の性質によるものなのですよ

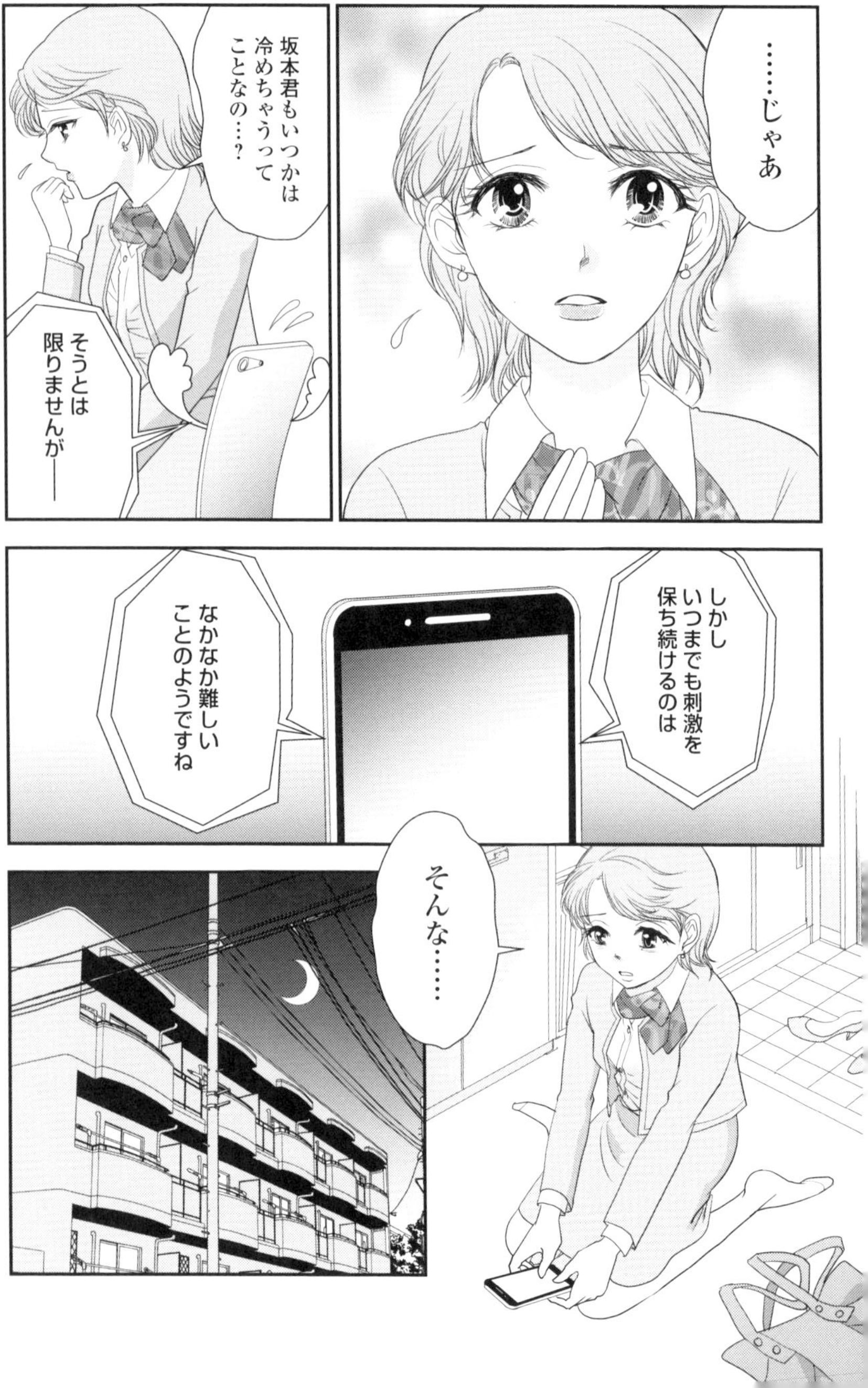
……じゃあ
坂本君もいつかは冷めちゃうってことなの…?
そうとは限りませんが――
しかしいつまでも刺激を保ち続けるのは
なかなか難しいことのようですね
そんな……

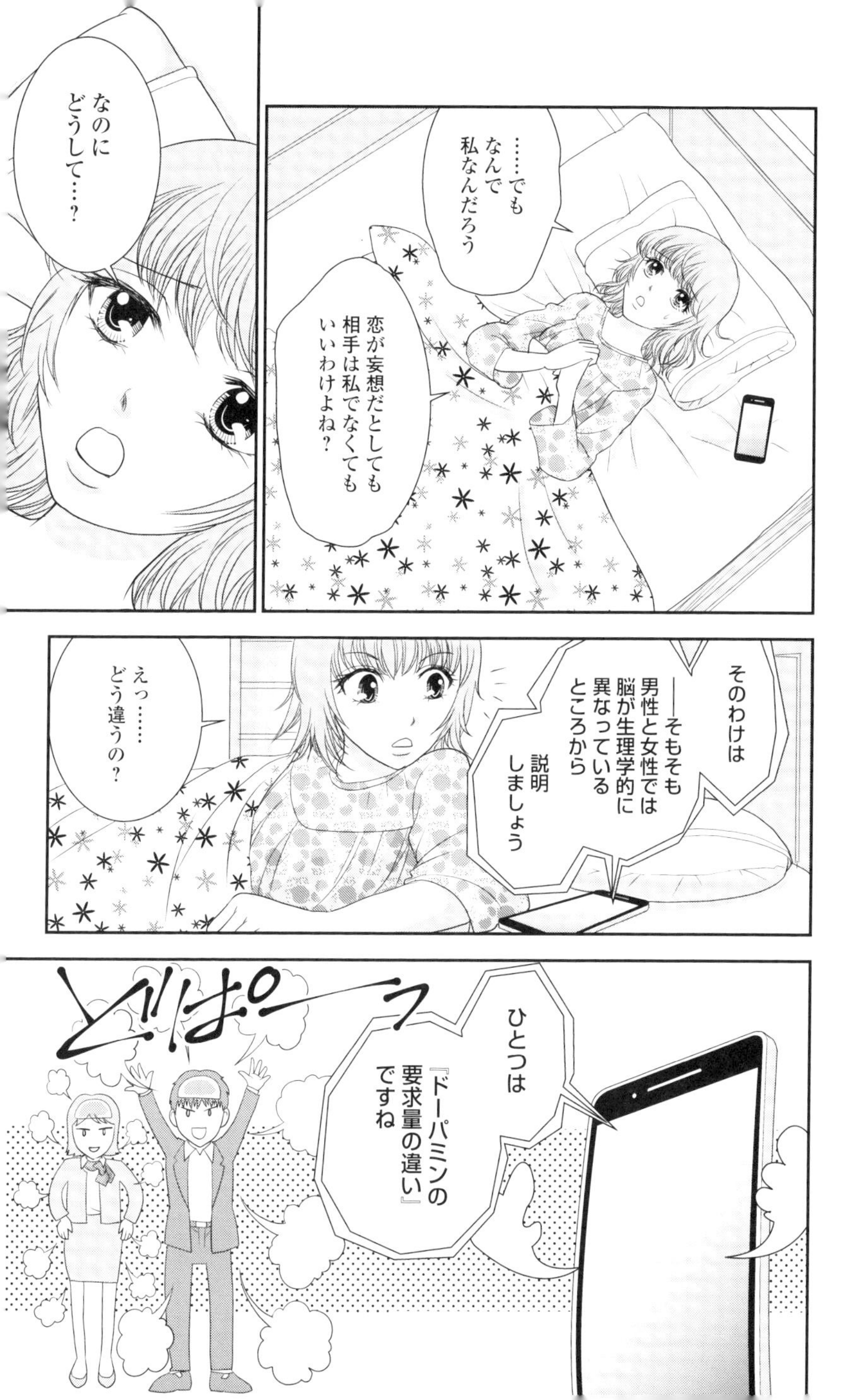
……でも なんで 私なんだろう
恋が妄想だとしても 相手は私でなくても いいわけよね？
なのに どうして…？
そのわけは ――そもそも 男性と女性では 脳が生理学的に 異なっているところから 説明しましょう
えっ…… どう違うの？
ひとつは 『ドーパミンの要求量の違い』ですね
どぱーっ

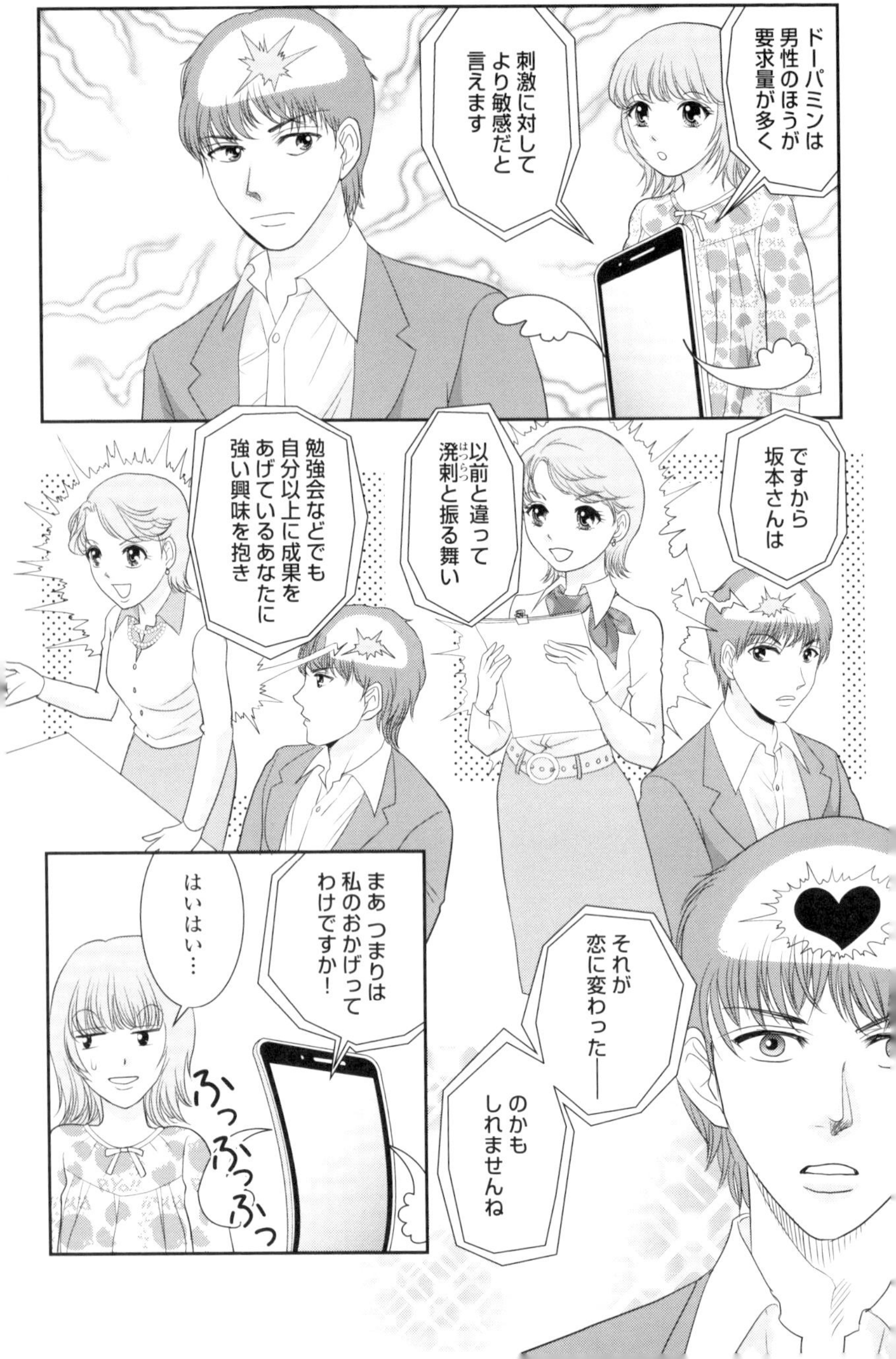
ドーパミンは男性のほうが要求量が多く
刺激に対してより敏感だと言えます
ですから坂本さんは
以前と違って溌剌《はつらつ》と振る舞い
勉強会などでも自分以上に成果をあげているあなたに強い興味を抱き
それが恋に変わった――
のかもしれませんね
まあつまりは私のおかげってわけですか！
はいはい…
ふっふっふっ

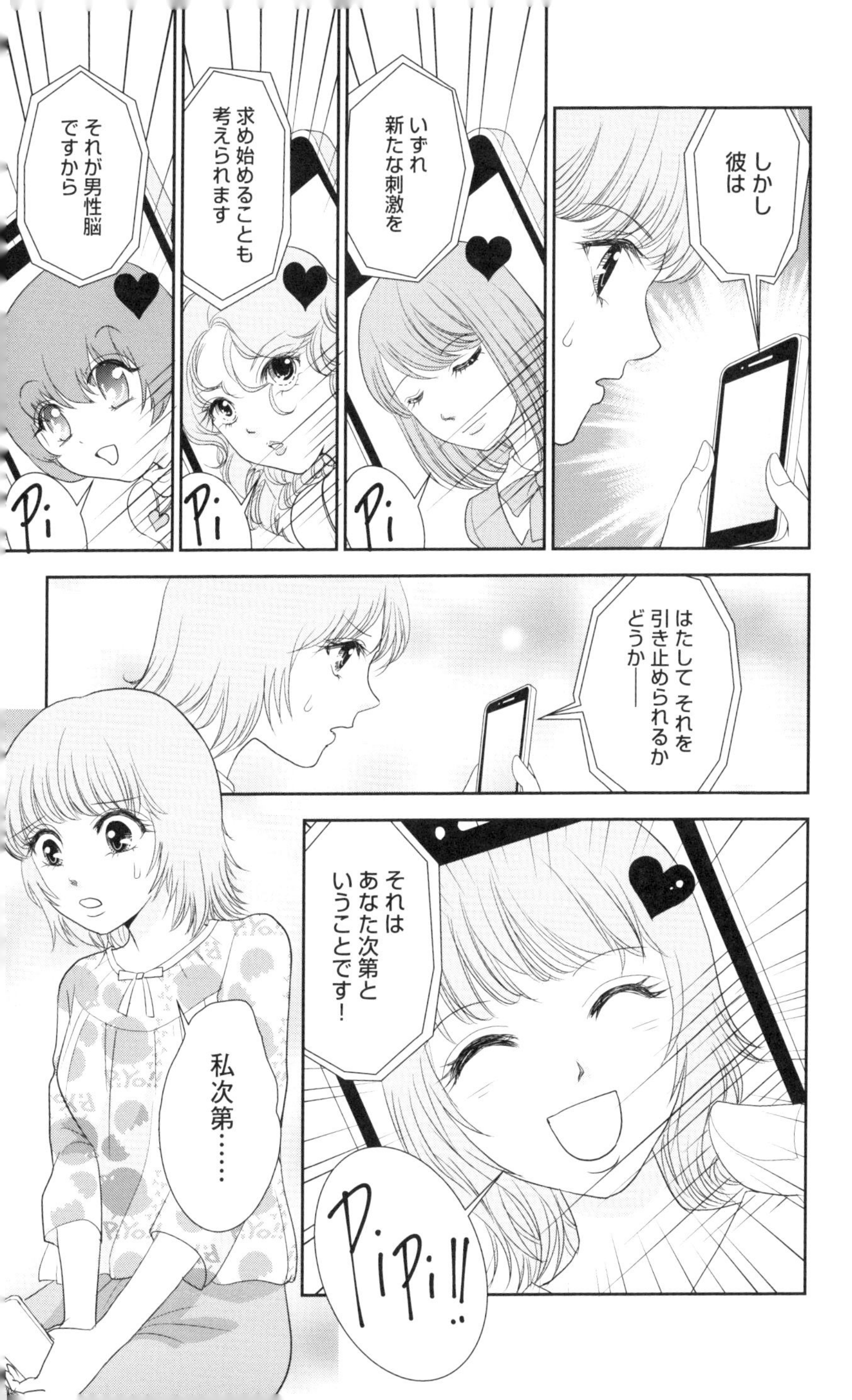
しかし彼は
いずれ新たな刺激を
Pi
求め始めることも考えられます
Pi
それが男性脳ですから
Pi
はたしてそれを引き止められるかどうか――
それはあなた次第ということです!
PiPi!!
私次第……

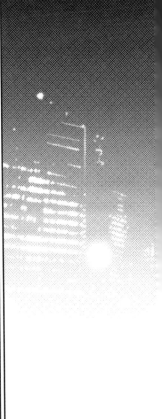

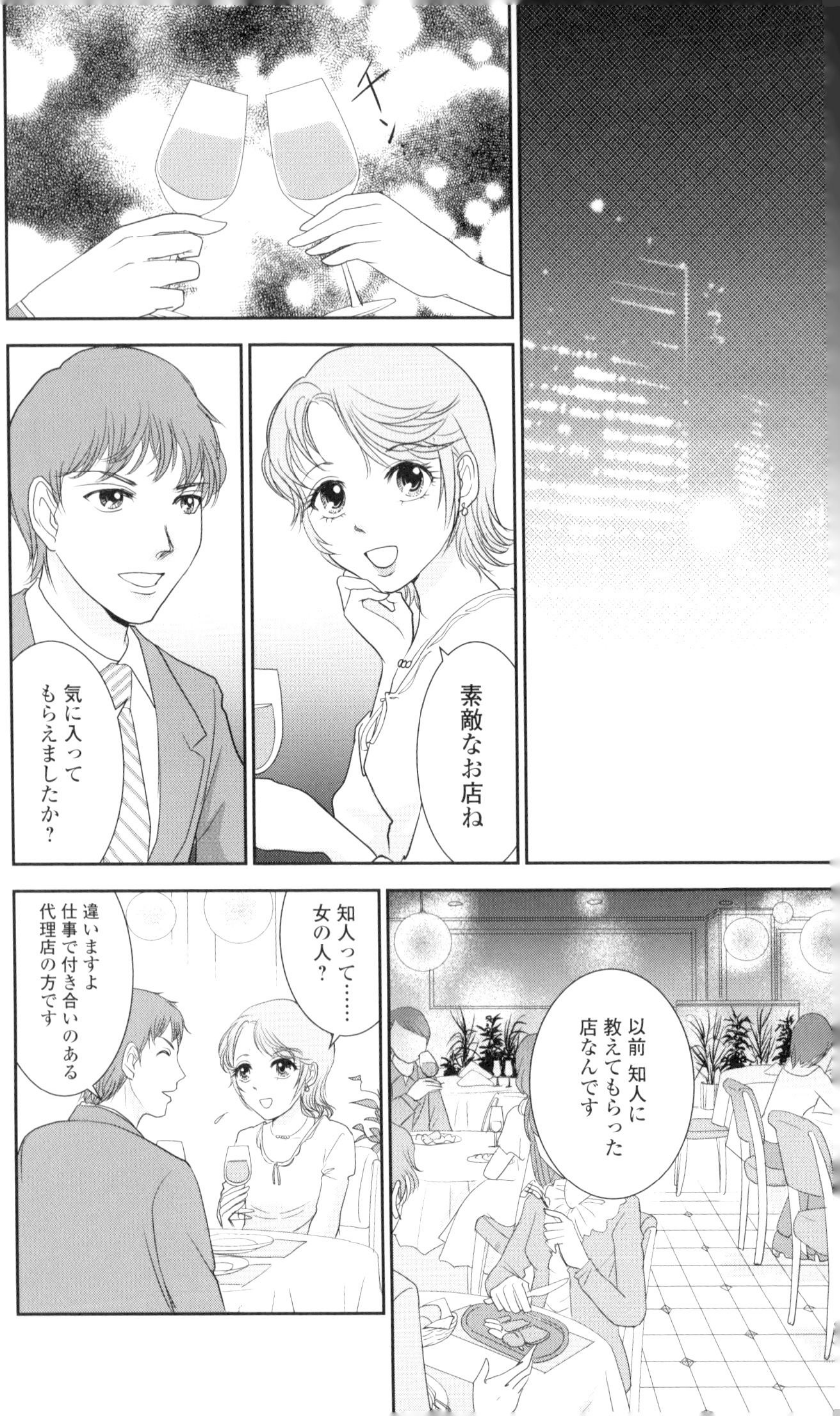
チン
素敵なお店ね
気に入ってもらえましたか？
以前 知人に教えてもらった店なんです
知人って……女の人？
違いますよ 仕事で付き合いのある代理店の方です

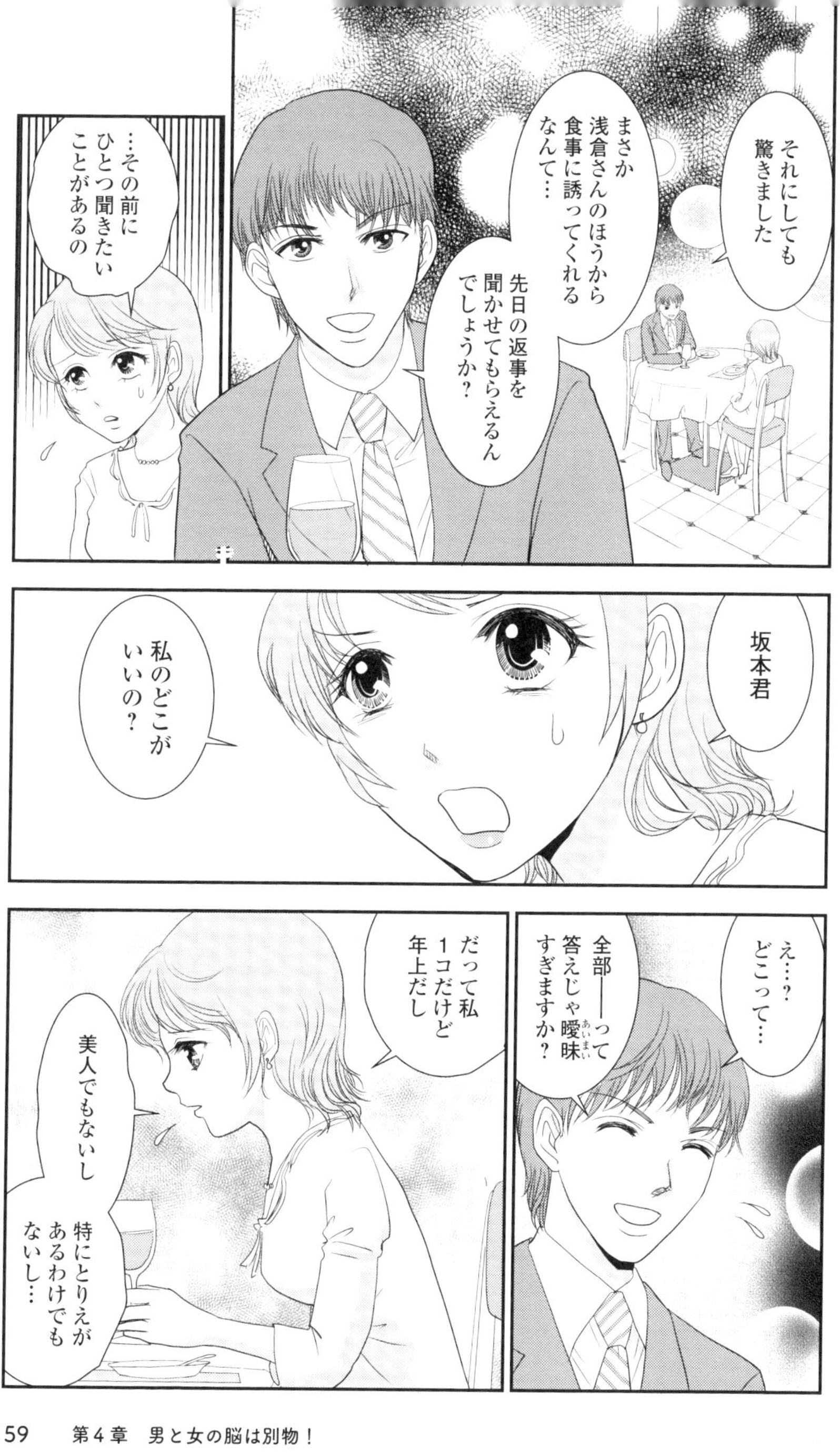
それにしても驚きました
まさか浅倉さんのほうから食事に誘ってくれるなんて…
先日の返事を聞かせてもらえるんでしょうか？
…その前にひとつ聞きたいことがあるの
坂本君
私のどこがいいの？
え…？どこって…
全部――って答えじゃ曖昧《あいまい》すぎますか？
だって私1コだけど年上だし
美人でもないし
特にとりえがあるわけでもないし…

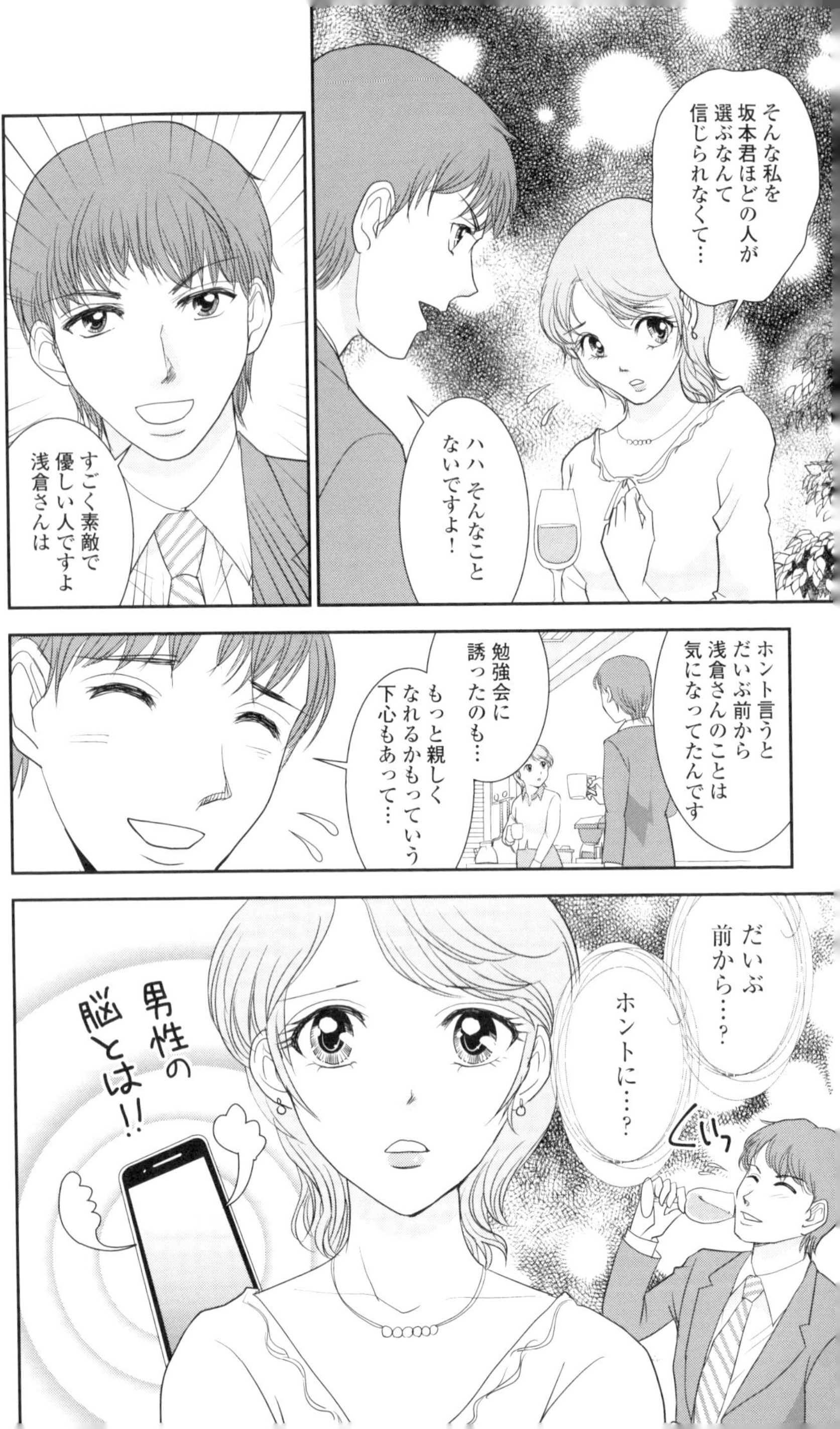
そんな私を
坂本君ほどの人が
選ぶなんて
信じられなくて…
ハハ そんなこと
ないですよ！
すごく素敵で
優しい人ですよ
浅倉さんは
ホント言うと
だいぶ前から
浅倉さんのことは
気になってたんです
勉強会に
誘ったのも…
もっと親しく
なれるかもっていう
下心もあって…
だいぶ
前から…？
ホントに…？
ぐいっ
男性の
脳とは!!

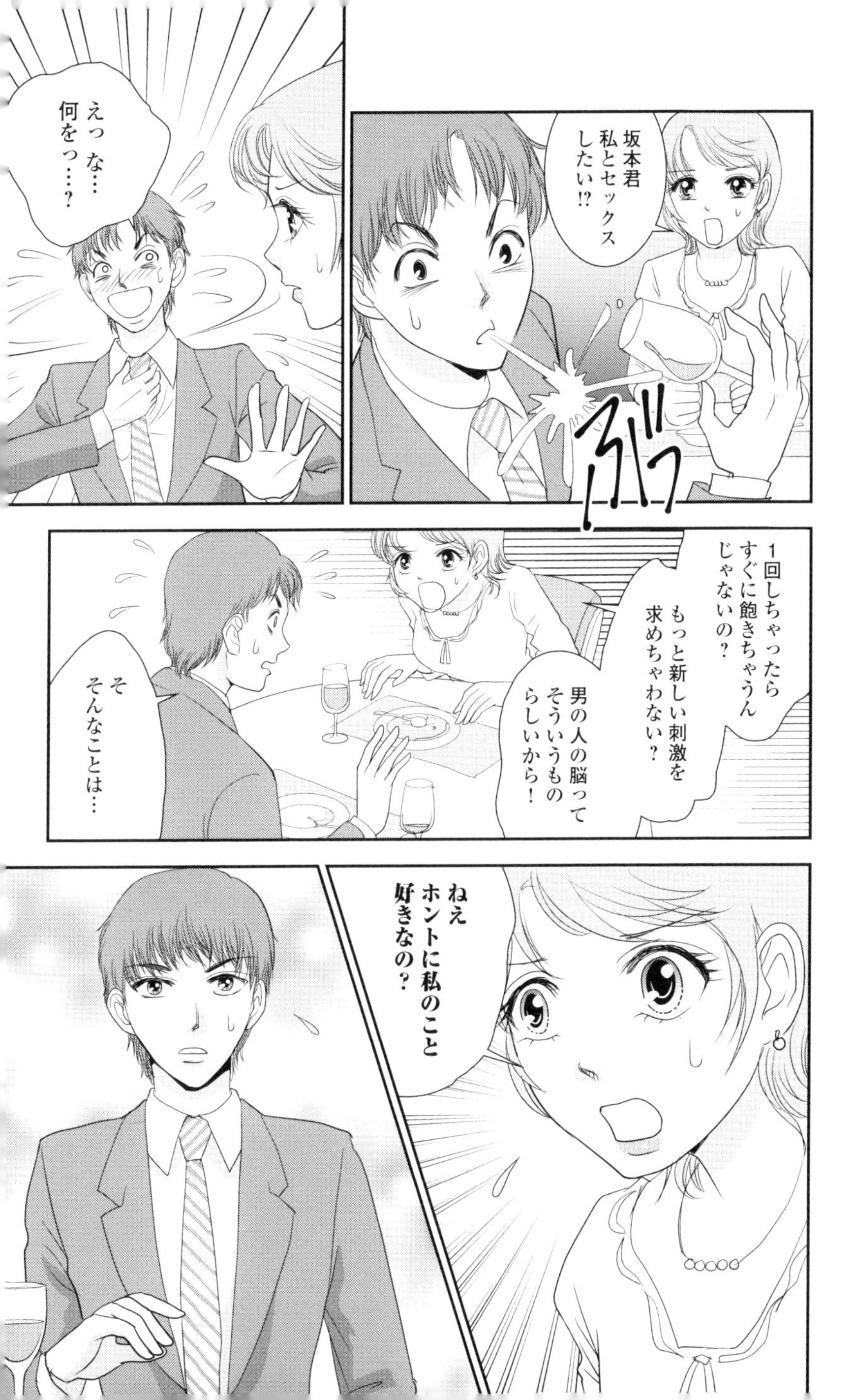
坂本君 私とセックス したい!?
えっ な… 何をっ…?
1回しちゃったら すぐに飽きちゃうん じゃないの?
もっと新しい刺激を 求めちゃわない?
男の人の脳って そういうもの らしいから!
そ そんなことは…
ねえ ホントに私のこと 好きなの?

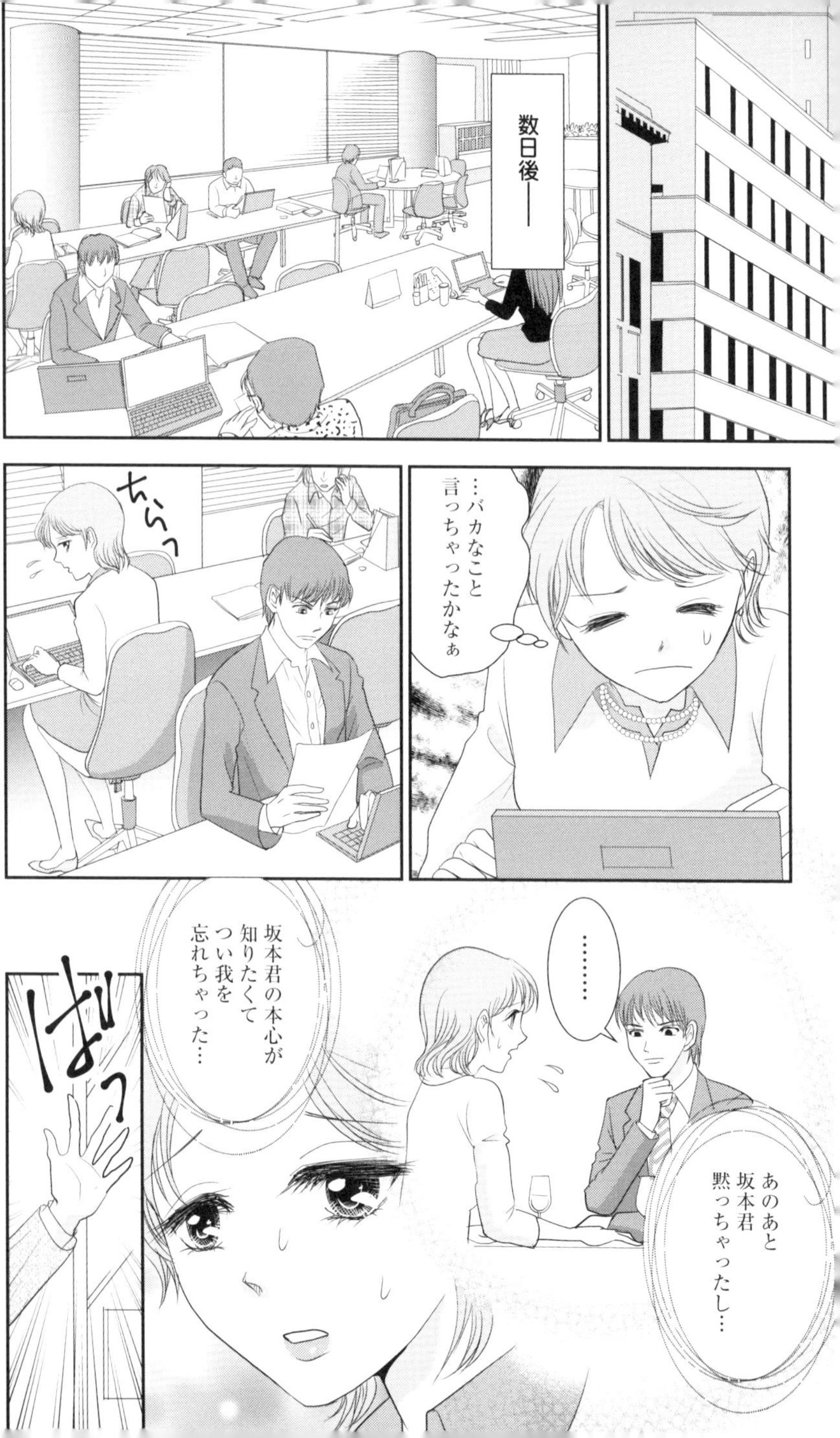
数日後――
…バカなこと言っちゃったかなぁ
ちらっ
あのあと坂本君黙っちゃったし…
………
坂本君の本心が知りたくてつい我を忘れちゃった…
はっ

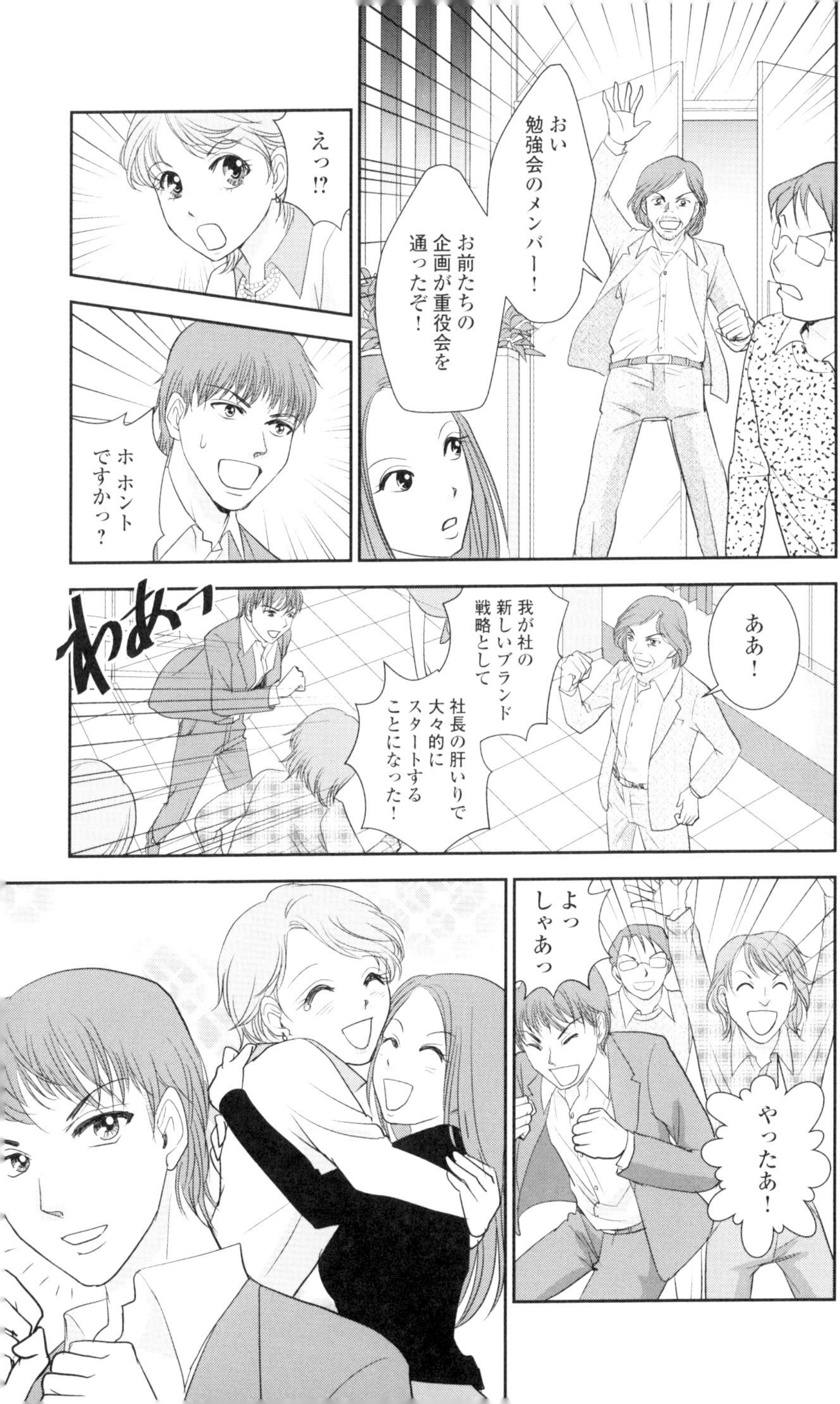
おい
勉強会のメンバー！
お前たちの企画が重役会を通ったぞ！
えっ!?
ホ ホントですかっ？
ああ！
我が社の新しいブランド戦略として
社長の肝いりで大々的にスタートすることになった！
わあっ
よっしゃあっ
やったあ！

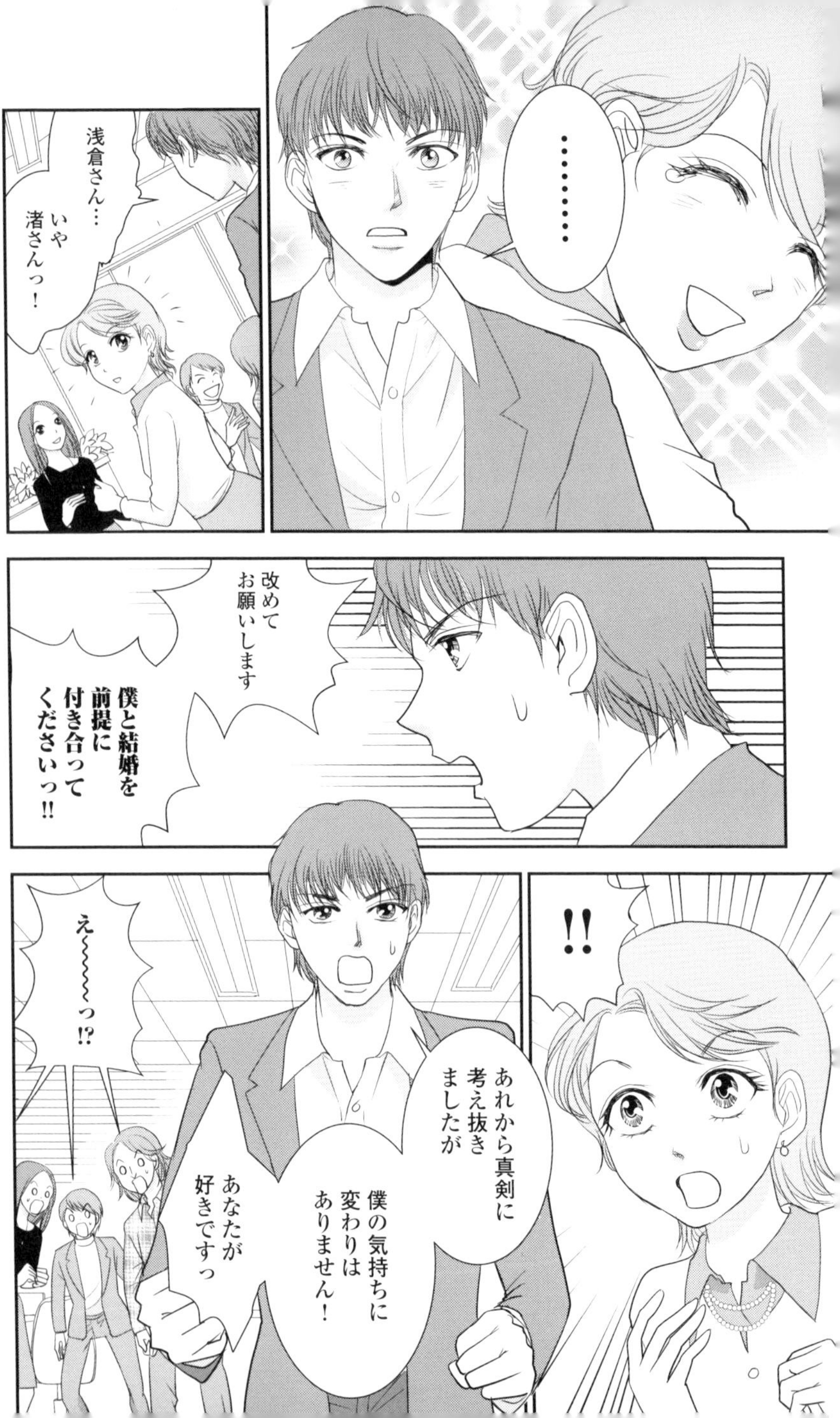
…………
浅倉さん…いや渚さんっ！
改めてお願いします
僕と結婚を前提に付き合ってくださいっ!!
!!
あれから真剣に考え抜きましたが
僕の気持ちに変わりはありません！
あなたが好きですっ
え～～～～～っ!?

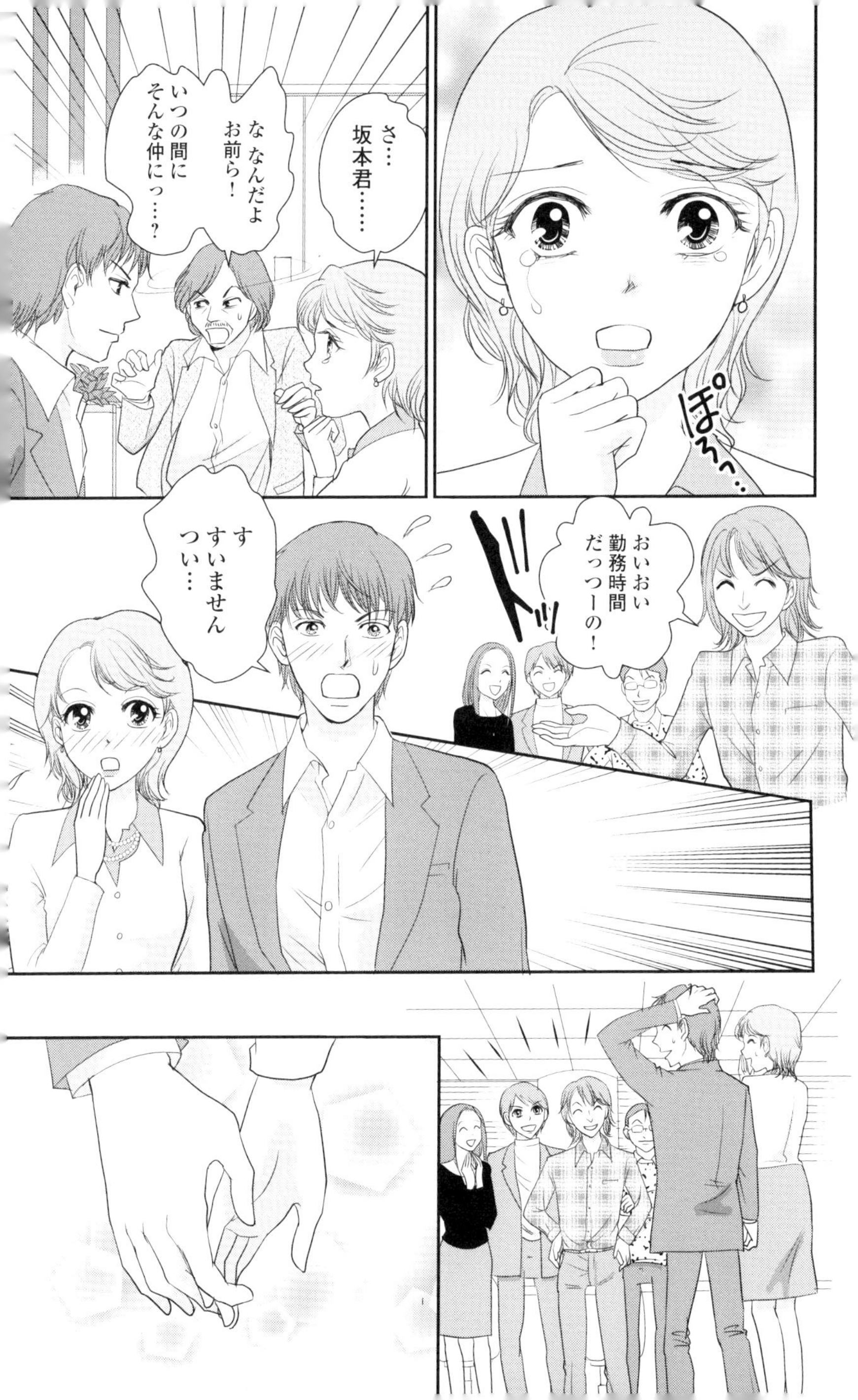
ぽろっ…
さ… 坂本君……
ななんだよ お前ら！
いつの間に そんな仲にっ…？
ドッ
おいおい 勤務時間 だっつーの！
す すいません つい…

脳科学で読み解く「恋」のシステム

少子化は人類の必然？
～ドーパミンが生み出す恋のときめき

恋は妄想——。

マンガのなかで渚さんもつぶやいていましたが、まさにミもフタもない言い方ですよね。では、この「恋」のときめきを感じるとき、脳はどのような状態になっているのでしょうか。

脳科学的な「ときめき」の仕組みとしては、ある特定の異性を示す刺激、つまり、その人の姿などの視覚刺激、その人の名前やその人の声などの音声・言語刺激、匂いなど嗅覚刺激等々を受けとると、脳の「報酬系」と呼ばれる部分を中心にドーパミンが放出されて、ときめきの気持ちを感じるという仕組みになっています。

よく、ときめくから恋をするのか？　それとも、恋をしたからときめくのか？　ということも聞かれますが、これは定義の問題で、誰かを見たときに起こる「胸の高鳴り（心拍数の変化）」など生理的な変化に伴う感情の変化を「ときめき」と呼び、それが特定の人物を対象にして起きる状態を「恋」と呼ぶので、どちらが先とは言えないのではないかと思います。

恋の対象を想起させる刺激が入ると、さらに「報酬系」の反応が強化されていき、あたかも「恋のスパイラル」とでも言えるような、「脳内麻薬」の分泌増が脳で起きているような状態だろうと考えられます。

ただ、近年は、なかなか恋のときめきを感じない若い人も増えていると聞きます。

冷静すぎる人たちは、恋のときめきを感じる前に「理性的」な判断をするため、「種の保存優先」でなく「個体優先」の行動をとることが多いのでしょう。そのほうが、個体の生存のためには有利だからです。

現実問題として、経済的な負担を考えてしまうと、どうも子どもをつくろうという気になれない、という若いカップルは多いのではないでしょうか？

こう考えると、少子化とは、もしかしたら理性をつかさどる脳が発達しすぎたからこそ起きた、ある意味必然の流れなのかもしれません。

脳はあらかじめプログラムされている!?

報酬系ヲ刺激セヨ!
~快感や喜びが行きつく先

恋のときめきを感じる、脳の「報酬系」。

この「報酬系」が活動すると、人間は快楽を感じます。なので、人間は必死になって、この部分を活性化させようと行動するのです。

では、「報酬系」は、具体的にどういう行動で活性化するのでしょうか?

「報酬系」の主役で、快感神経として知られるA10神経を含む内側前《ないそくぜん》脳束《のうそく》は、情動、個体の維持、種の維持に関連する領域を貫いています。

要するに「報酬系」は、生きていくのに必要なものを得たときに活性化するようにできているということになります。「生きていく」ということには、二つの内容を含みます。自分が生きていくこと(個体の維持)と、種として生きていくこと(種の維持)です。

つまり、脳というのは「自分が生き延びるための行為＝食事」や「子孫を残すための行為＝セックス」に快感を覚えるように、あらかじめプログラムされているのです。たとえば、お腹がすいた状態で、おにぎりを食べると、とても美味しく感じるでしょう。これは、私たちの脳が、生きていくのに必要なものを得ると、快感を感じるようにできている証拠なのです。

ですから「報酬系」があるおかげで、私たちは生存に必要なものを求めて行動することができ、個体として、あるいは種として、生き延びていけるのです。

「報酬系」が活性化するのは、欲求が満たされたときだけではありません。「もうすぐ〇〇ができる」と、何かを期待して行動をしているときにも活発に活動します。

たとえば、とくに男性なら、若くて性的な欲求が高い時期に、魅力的な異性の姿を見かけたとき、それがグラビアでも動画でも、実際にはその相手に指一本触れていないのに、なんとも言えない楽しみを感じるでしょう。

それから、金曜日の夜など、焼魚のいい匂いがどこからともなく漂ってきたら、なんとなく、居酒屋ののれんをくぐりたくなりませんか？　美味しい匂いがしてくる、それだけで、美味しいものを食べている光景が連想される。このとき、「報酬系」が活発に活動しています。居酒屋ののれんをくぐって、注文をすませ、出てくる料理を待つとき、おそらくその活動は最高潮に達しているでしょう。欲求が生じたらすぐに満たすのではなく、できるだけじらしたほうが長く楽しめる、というのは期待感で動く「報酬系」の性質によるものなのです。

また、ほかの生物では、摂食や性行動が「報酬系」の活動と結びついているのがふつうですが、人間に特徴的なのは「美しいもの」や「好奇心を満たすこと」、「他者にほめられること・愛されること」、「次世代を育てること」など、より高次で、社会的、長期的なことがらもまた「報酬系」を活性化させるという点です。

たとえば、食べるものをほめるときにも、味そのものが美味しいことのほかに、見た目が美しいことや、器との調和、斬新《ざんしん》な食材の組み合わせによる新鮮な驚きをプラスに評価したりしますね。

これが、動物の摂食行動との違いです。

異性をほめるときにも、肉体の性的機能や魅力そのものを評価するということは、もちろんあるでしょうが、それよりもむしろ、精神性や人柄を重視するという場合も多いでしょう。

人間は、日々、必死になって、「報酬系」を活性化させるために行動しています。その報酬は、単純な食の喜びや性の快楽だけではなく、より高次で社会的であったり、時間的に長期にわたることだったりするのです。

さらに人間は、直接得られる報酬に限らず、将来得られるであろう報酬を予期して、そこへの期待を喜びとし、原動力としながら、活動しています。

要するに、自分でも意識しないうちに、にんじんを自分の目の前にぶらさげながら走っているのです。この、自分のためのにんじんを上手にぶらさげることができる人が、幸せを手にしていける人の要件とも言えるでしょう。

その人は、自分の脳をうまくコントロールできる人、ということになるのです。

セロトニンの効果で前向きな気持ちになれる！

セロトニン濃度の低下に注意
～女性は男性よりうつ病になりやすい……？

セロトニンは、人間の脳で「やる気」や「安心感」の源となると言われている神経伝達物質です。

ところが、このセロトニン、女性は男性の半分のスピードでしか、つくることができません。また、ほかの多くの研究結果からも、女性は男性に比べて、セロトニンの量が減りやすいことが明らかになりました。

セロトニンの不足は、うつ病の原因になっているという有力な説があります。うつ病の原因を心理的、社会的な要因から分析している理論もあるのですが、やはり、見逃してはならない事実は、男性と女性では、脳が生理学的に違っているということです。

実際、うつ病の発症率は女性が男性の2倍（調査によっては3倍とも）にものぼります。

最近の研究で注目されているうつ病の原因は、次のようなものです。

●エストロゲンの不足（女性）
●テストステロンの不足（男性）
●日光をあまり浴びていない
●運動不足
●ビタミン、ミネラル不足

これらはどれも、セロトニンの分泌量を下げてしまう要因です。
もし、さしたる理由もなく気分が落ち込むことが多かったり、無気力になったり、緊張、イライラ、あまり眠れないなどの状態が続いたり、無性に大食いしてしまったり、ということがあるようなら、セロトニンの量が少なくなっている可能性があります。

女性の体内で、女性ホルモンであるエストロゲンが不足していると、セロトニンの量も減ってしまうというのは、エストロゲンにはセロトニンの分解を防ぐ働きがあるためです。生理前になんとなくやる気がなくなったり、イライラがおさまらなかったりするのは、エストロゲンの量が少なくなってしまうからなのです。

また、更年期《こうねんき》、閉経期《へいけいき》の女性がうつになりやすいのは、やはりエストロゲンの分泌量が低下するからであると言われています。

ラットを使った実験では、脳のセロトニン濃度を下げると、ラットが凶暴化するということがわかっています。人間でも、とくに男性では、セロトニン濃度が下がると、攻撃性が高くなるということが知られています。

女性では、アルコール依存などの依存症になるリスクが高まります。セロトニン不足による「さみしい気持ち」や「不安な心」をお酒で紛《まぎ》らわしているうちに、依存症になってしまうのです。

アルコール以外にも依存の対象となるものはいくらでもあって、たとえば食べ物をとりすぎたり、セックスに依存したりしてしまう人もいます。

逆に、セロトニンの濃度を上げると、ラットの攻撃行動は減ります。

人間でも、セロトニンの濃度の高いときには安心感をおぼえ、落ち着いた気持ちでやる気のある前向きな状態であるという内観が得られるでしょう。

セロトニンには、天然の鎮静剤や催眠剤としても、望ましい効果があると考えられています。


セロトニンのもうひとつの大きな働きは、満腹中枢《ちゅうすう》を刺激することです。

普段からきちんとセロトニンの材料となるタンパク質をとることも、過食を防ぐためには必要なことですが、体重を落としたい（私は必要のない減量はあまりおすすめしませんが）というとき、少量の甘いものや炭水化物を摂取《せっしゅ》することで脳のセロトニン量を増やし、満腹中枢を一気に刺激してやるのも、ひとつの有効な手段です。

ただし、あまりに炭水化物をとらないと、かえって満腹中枢がいつまでたっても刺激されず、常に空腹で食べ物のことばかり考えてしまい、結局リバウンド……なんていう結果にもなりかねません。

女性のほうが現実的ってホント？

恋人選びも総合的判断!?
～将来的なリスクを予見して備える女脳

しばしば、女性は男性よりも現実的、などと言われますね。

女性の脳を機能的に見ていくと、どうしても不安になりやすい傾向が男性よりも高いのですが、この性質にも利点があります。将来のリスクを男性よりもずっと正確に予測して、それに備えることができる、という点です。

現実的と言われるのは、このためでしょう。

ただし、なかにはそうでない女性もいます。

モノアミン酸化酵素（MAO）がもともと少ない女性は、不安感を抱くことがあまりありません。モノアミン酸化酵素というのは脳内のセロトニンなどを分解する酵素で、この働きの善し悪しでセロトニンの働き方が影響を受けます。

さらにモノアミン酸化酵素が少ないという遺伝的素質のある女性では、実際に幸福感が高くなるという調査結果もあります。しかし、先々の用心をする傾向が低く、反社会的な傾向が高くなるという統計結果も報告されています。こうした場合、男性関係も派手になる可能性が高いと言えるでしょう。

また、将来的なリスクの評価は甘くなりがちで、あまり貯蓄には向かず、浪費癖などが強くなります。

不安を感じやすい、ということに関連して言うと、一般的に女性のほうが記憶力がいいので、男性が「勝負」を得意とするのに対し、どちらかと言えば女性はデータの処理や、記憶、整合性のチェックなど緻密な作業に向いていると言えそうです。

これは、女性が男性を性的パートナーとして選ぶ際に発揮する能力でもあります。

相手の行動をいちいち覚えていて、その整合性をチェックしながら、「この人は、自分が子育てで大変なときに信頼できる相手だろうか」と判断しながら相手を選びます。

実際、異性を選ぶときに、男性の脳では視覚的な刺激を処理する部分が活動しているのに対し、女性では記憶や整合性をチェックする部分が働いていることがわかっています。

脳を変える
～イメージで変化する脳のメカニズム

成長し続ける脳
～脳の持つ可能性はまだまだ未知数！

個人の性格や能力は、生まれる前に遺伝子で決定される脳の構造で、すべて確定してしまうのか――というと、そうでもないのです。

ロンドン大学のキャシー・プライスの研究によれば、大人になってからでも、読み書きのトレーニングによって脳構造が大きく変化することがわかっています。変化が現れるのは、脳梁《のうりょう》の後部、脳梁膨大《のうりょうぼうだい》という部分です。これは、熟達した音楽演奏家などでも神経の結合がより多方向にわたって形成されることが知られている部分です。

また、読み書きに関連する言語能力をつかさどる部分、左右の角《かく》回《かい》、背側後頭葉《はいそくこうとうよう》、側頭葉《そくとうよう》、左縁上回《ひだりえんじょうかい》、上側頭回《じょうそくとうかい》などでも、灰白質《かいはくしつ》の量が増えている（神経細胞の数が増える）ことが明らかになりました。

脳の構造的な変化についての研究は、他にもたくさんあります。

では、イメージすることによる変化はあるのでしょうか？　答えはYESです。たとえば、運動をつかさどる部分、脳の運動野《うんどうや》は「動く」とイメージするだけで活性化することが知られています。私たちが自転車に乗れるのは、大脳の一部である海馬《かいば》が覚えるのではなく、運動野の記憶のおかげです。

カナダにあるヨーク大学のパスカル・レオンの研究グループは、ピアノが弾けない被験者を集めたユニークな実験によって、興味深い結果を確認しています。彼らは、被験者を二つのグループに分け、一方のグループには5本指でピアノの練習をさせ、もう片方のグループには、頭のなかだけでピアノのイメージトレーニングをさせました。簡単な曲を思い浮かべて、一本一本の指の動きを頭のなかでなぞっていくというトレーニングです。

すると、5本指で実際にピアノを弾いて練習したグループの運動野の灰白質の量が増えていたのと同様、イメージトレーニングだけをしたグループにも、運動野に変化が起きていたのです。

イメージすることで脳が変化することを示したこの実験は、私たちに多くのことを示唆してくれています。

第4章 ここをチェック!

Q 「恋のときめき」の正体は?

A 脳の「報酬系」を中心に分泌される脳内麻薬ドーパミン。理性的な判断を麻痺させて、まさに「恋は盲目」の状態をつくり出します。でも、そのときめきも、現在の若者たちを取り巻く厳しい社会状況には効果が薄いようです。誰もが不安なく恋をして、家族となり、子どもを産み育てようと思えるような社会になってほしいものですね。

Q 幸せを手にする方法は?

A 「報酬系」が活性化されると、喜びや快感を感じますが、人間の場合、その喜びは、将来に対する期待からも得られます。期待で脳を喜ばせ、目標に向かって頑張る原動力にすること、それが幸せを手にする方法なのです。

Q やる気が出ない原因は脳にあるの?

A 女性の脳は、男性に比べてセロトニンが不足しやすい傾向にあります。セロトニンが不足すると、不安になったり、無気力になったり、イライラしたり……。日光浴や適度な運動、セロトニンの材料であるたんぱく質の適切な摂取、さらにビタミン、ミネラル不足にならないよう、日ごろから気をつけて、前向きで安心感のある毎日を送りましょう。

Q 脳は変えられるの?

A 最近の研究で、脳は経験によって大きく変わるということがわかってきました。年齢を重ねても、死ぬまで、神経細胞は新たに生まれ続け、神経回路は変化し続けるのです。さらに、イメージするだけでも脳が変化することがわかりました。私たちの脳は、何歳になっても育つのです。

エピローグ

脳はどこまでコントロールできる？

仕事も恋も信じられないほど順調で素敵な日々！　脳をコントロールできたら世界はこんなにハッピーになる——!!

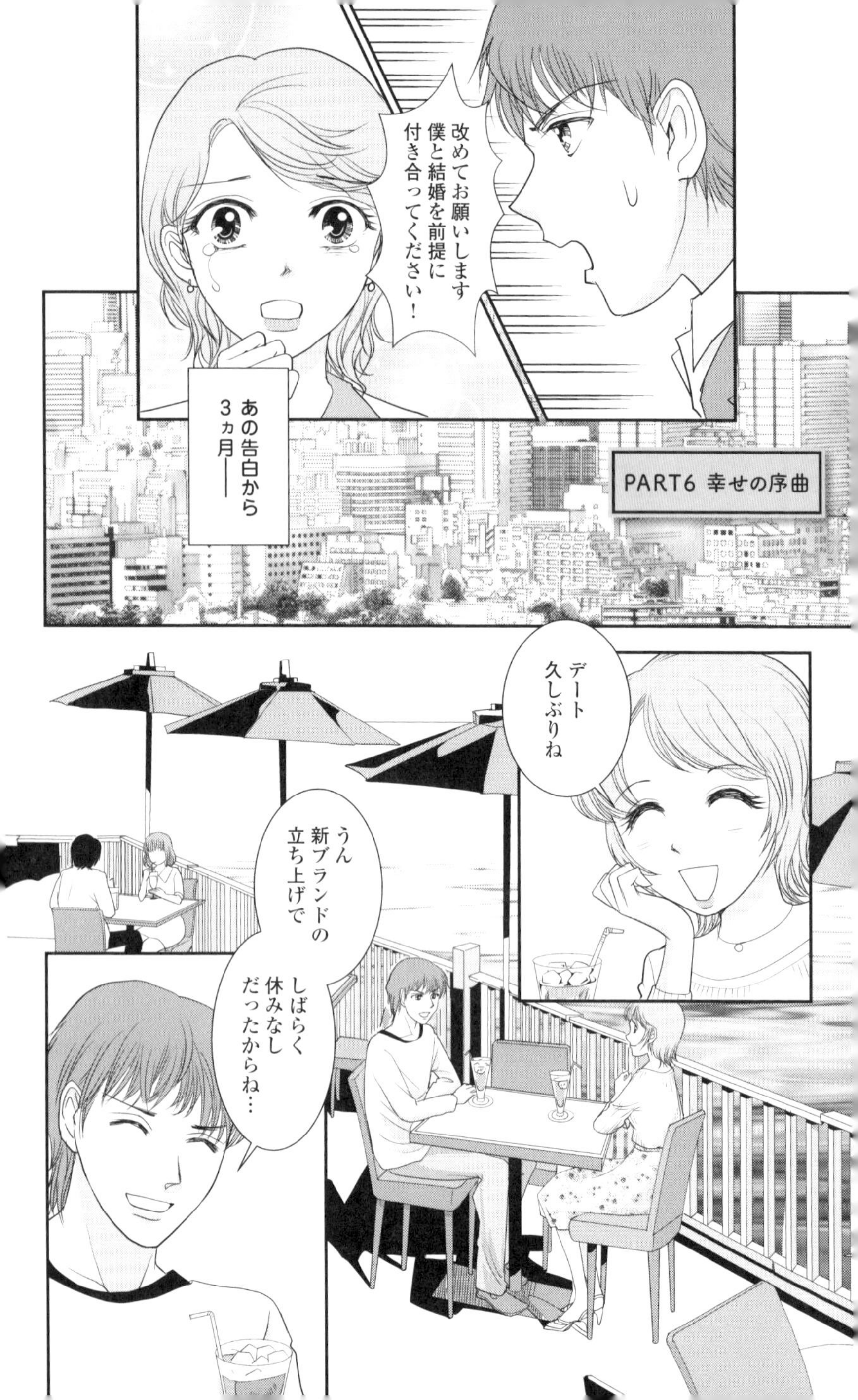
改めてお願いします 僕と結婚を前提に付き合ってください！
あの告白から3ヵ月――
PART6 幸せの序曲
デート久しぶりね
うん 新ブランドの立ち上げで
しばらく休みなしだったからね…

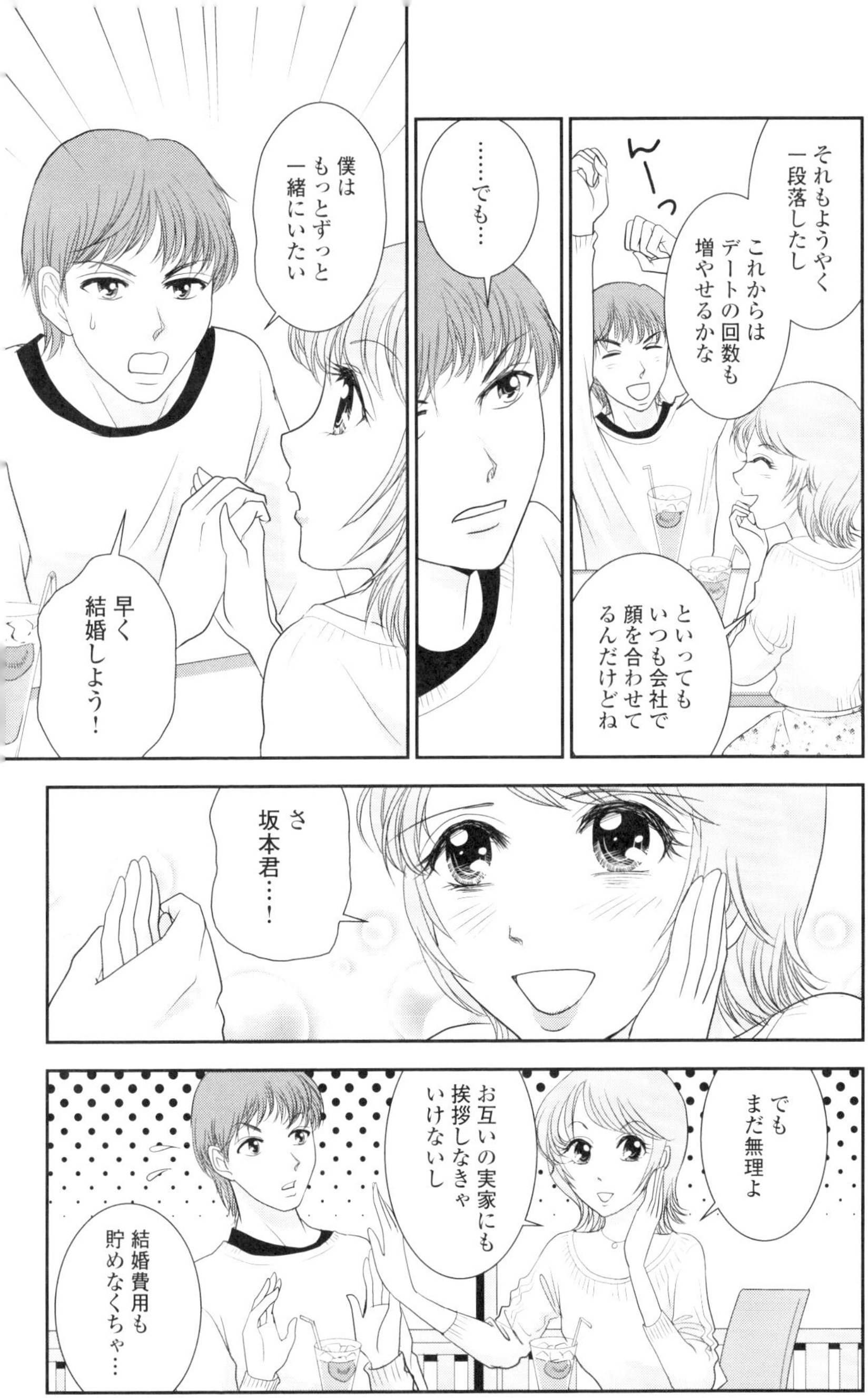
それもようやく一段落したし
ん〜っ
これからはデートの回数も増やせるかな
といってもいつも会社で顔を合わせてるんだけどね
……でも……
僕はもっとずっと一緒にいたい
早く結婚しよう！
さ坂本君……！
でもまだ無理よ
お互いの実家にも挨拶しなきゃいけないし
結婚費用も貯めなくちゃ…

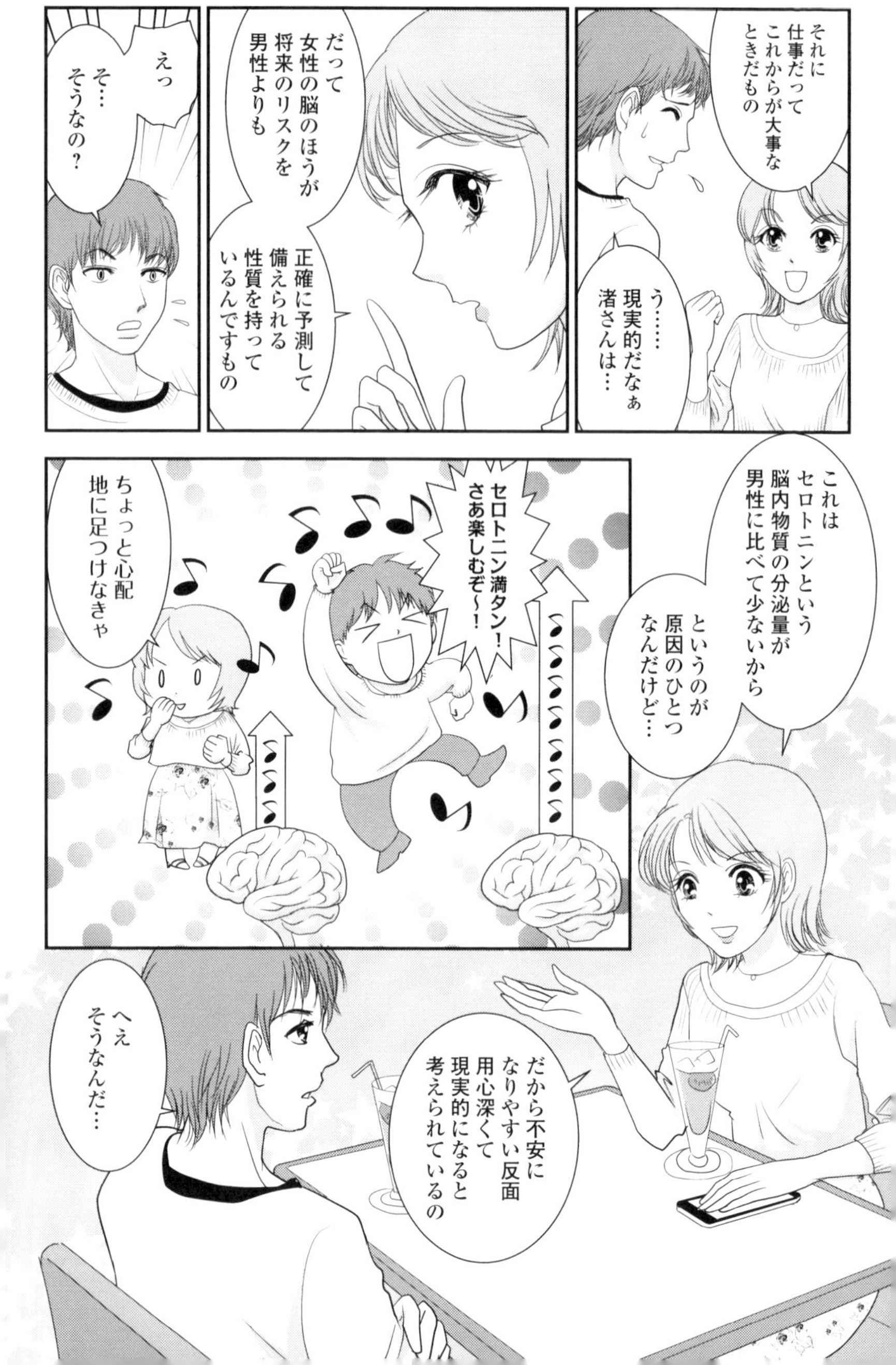
それに仕事だってこれからが大事なときだもの
う……現実的だなぁ渚さんは…
だって女性の脳のほうが将来のリスクを男性よりも
正確に予測して備えられる性質を持っているんですもの
えっ
そ…そうなの？
これはセロトニンという脳内物質の分泌量が男性に比べて少ないから
というのが原因のひとつなんだけど…
セロトニン満タン！さあ楽しむぞ～！
ちょっと心配地に足つけなきゃ
だから不安になりやすい反面用心深くて現実的になると考えられているの
へぇそうなんだ…

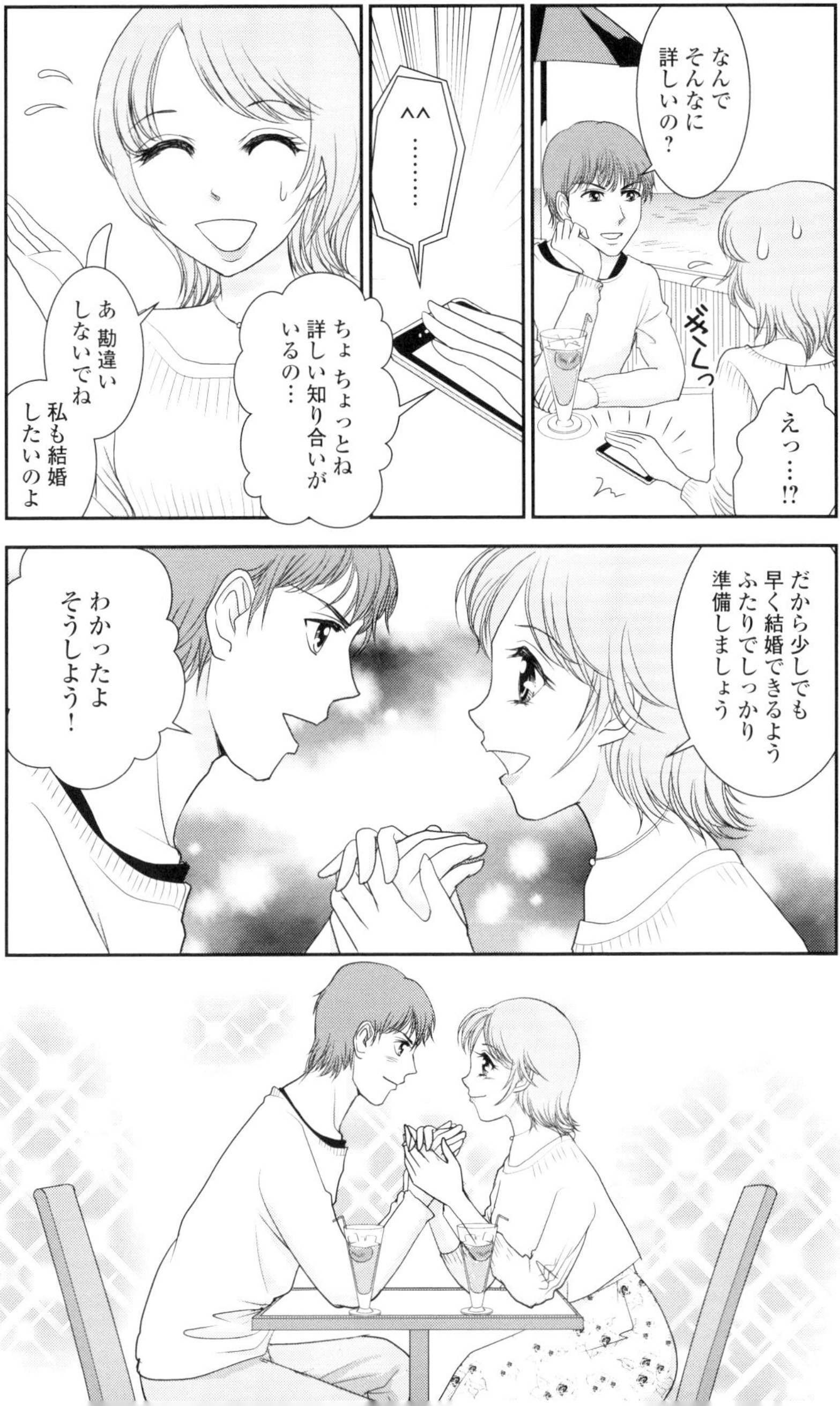
なんでそんなに詳しいの？
ギクっ
えっ…!?
^^………
ちょちょっとね詳しい知り合いがいるの…
あ 勘違いしないでね
私も結婚したいのよ
だから少しでも早く結婚できるようふたりでしっかり準備しましょう
わかったよそうしよう！

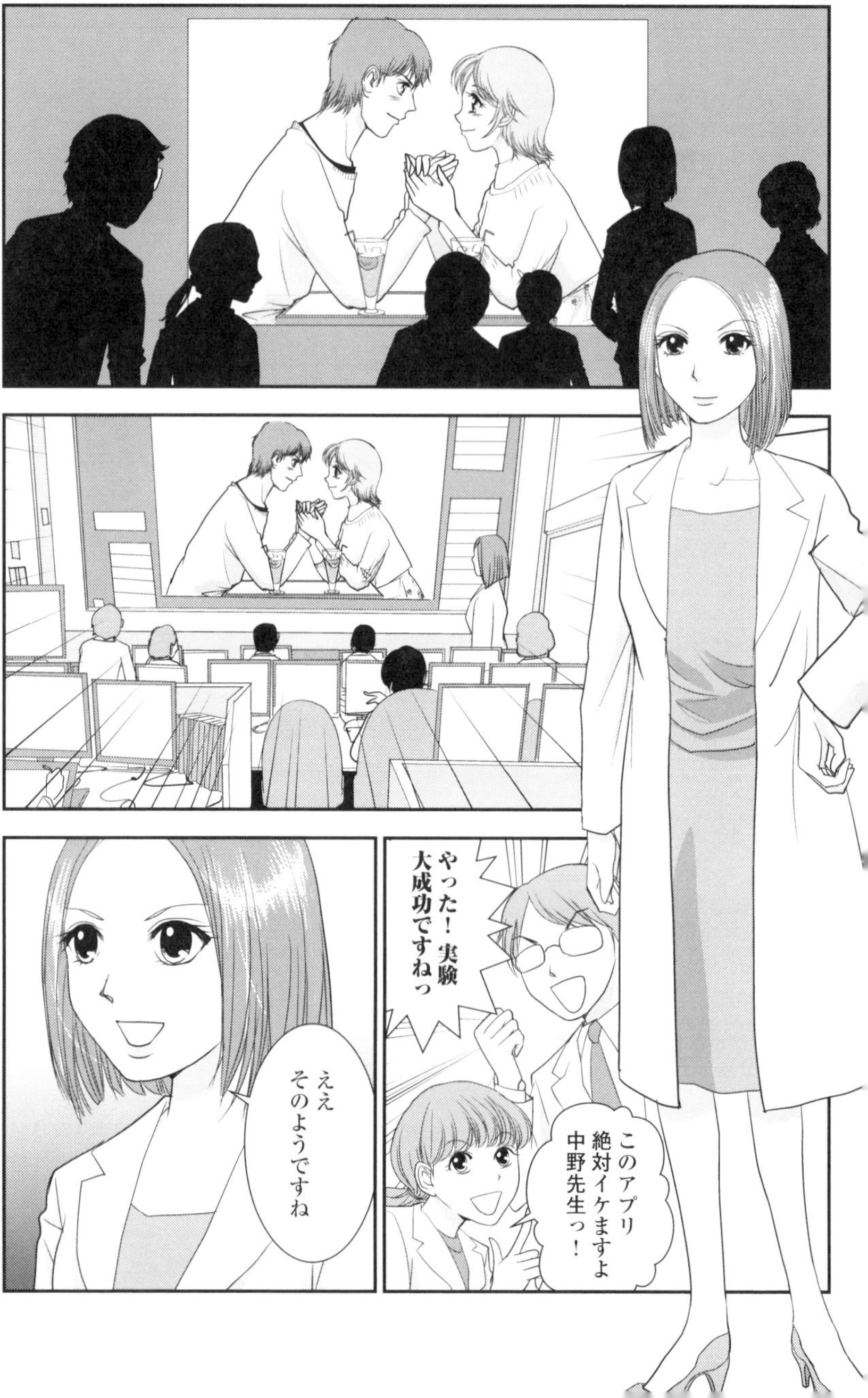

やった！実験大成功ですねっ
このアプリ絶対イケますよ中野先生っ！
ええそのようですね

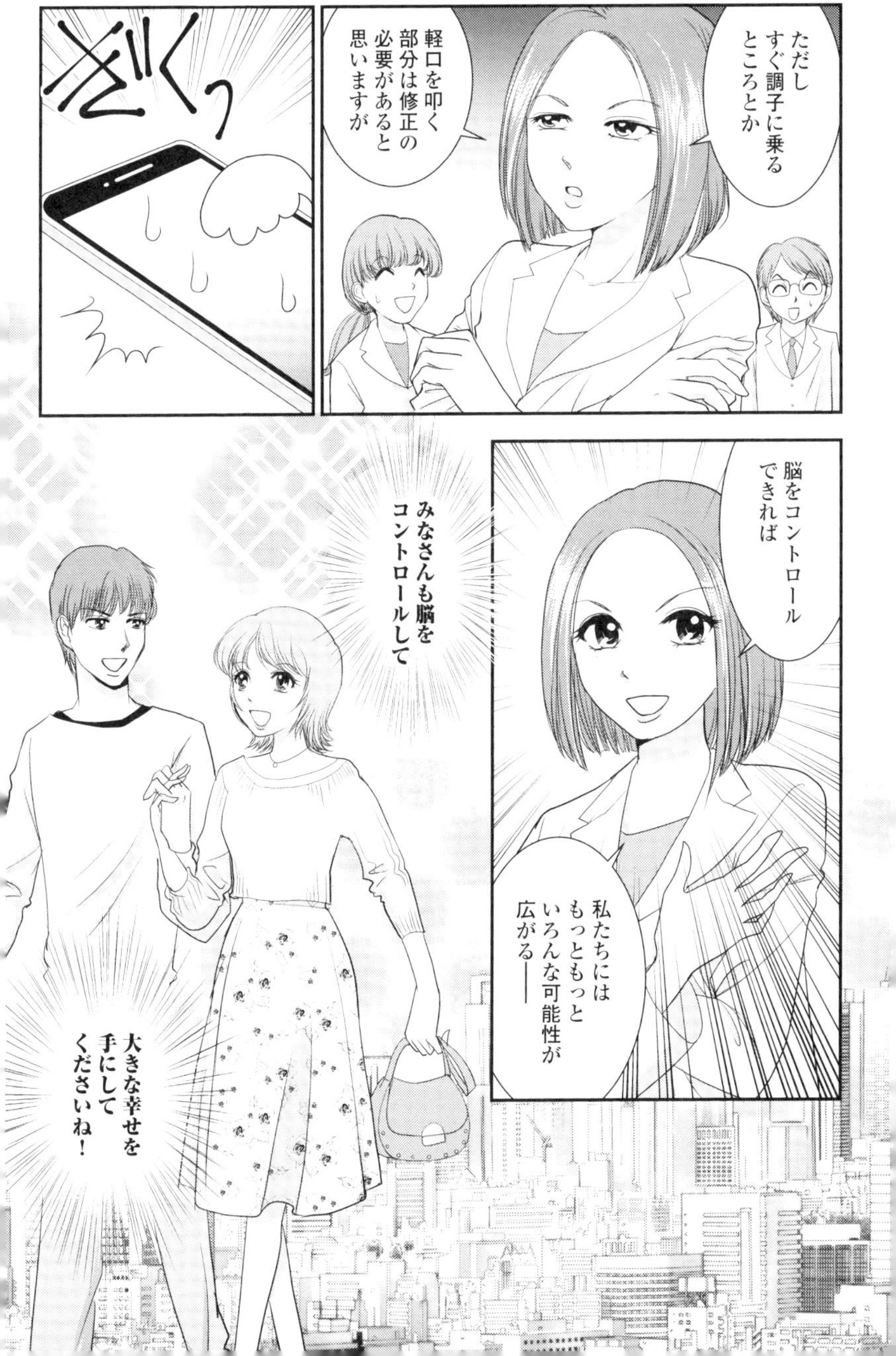
ただし
すぐ調子に乗る
ところとか
軽口を叩く
部分は修正の
必要があると
思いますが
ぎくっ
脳をコントロール
できれば
私たちには
もっともっと
いろんな可能性が
広がる――
みなさんも脳を
コントロールして
大きな幸せを
手にして
くださいね！

おわりに
～脳科学は日々進歩する

脳はまだまだ謎だらけ
～発達しすぎた？ 人間の脳の特異性

「意識」とは、自分が何かを経験していることを認識し、自分が何かを感じていることを認識し、自分が何かを認識しているということを認識する行為です。

一説によれば、人類の脳に意識という現象が見られるようになってから、たかだか３０００年しかたっていないと言います。これは、考古学や、現代に残されている文献などから推定された値です。

意識があるおかげで、人は快楽の上位概念として「幸せ」を感じることができます。が、一方で、不快の上位概念として「不幸」を感じます。はじめは、生存に有利な環境を見出すために必要だったであろうシステムが、自身を苦しめるものにもなってしまうわけです。

「不幸」を感じて、あるいは予測される「不幸」のために、自らの命を絶つ個体も存在します。さらに、個体としての快を優先する（不快を回避する）ために、子孫を残さない個体も生じています。このような個体が少なくない数で存在するのは、人に特徴的な傾向で、脳に意識というシステムがあることがその第一の原因であると言えるでしょう。

ではなぜ、こんなに扱いが面倒で、個体や種としての存続すら脅かしかねないようなシステムが、私たちの先祖に生じてしまったのか、という疑問も生じますが、本書でご紹介したかったのは、この扱いが面倒な「脳」をどのようにコントロールしたら、もっとラクに、もっと楽しく、よりよく生をまっとうできるか、ということです。

脳科学は、サイエンスの分野で人類に最後に残されたフロンティアだと言われています。また、そう呼ばれてから、ずいぶん長い時間がたちましたが、まだまだ謎は残されています。

科学理論の素晴らしいところは、事物を簡潔に説明するばかりではなく、来《きた》るべき未知をも予測できるというところでもあります。それは、まだ知らない土地の地図を手に入れるようなものです。

おそらく、多くの人が脳科学に興味を持つのは、日常、見過ごしている、なんということもない現象、あるいは自分が日常、感じていることを、脳科学があざやかに科学的に説明してくれるのではないか、という期待があるからではないでしょうか。

本書では、マンガで楽しく脳科学に接してもらうとともに、できるだけ、日常の現象を中心にとりあげ、脳の生理的な構造や機能から解説することを心がけました。

お読みくださったみなさんが、少しでも脳科学にワクワク感を感じてくだされば、望外の喜びです。

中野信子

カバーイラスト　寝猫
カバーデザイン　渡邊民人（タイプフェイス）
本文デザイン　小林麻実（タイプフェイス）

※本書は2014年8月に刊行された『脳はどこまでコントロールできるか？』（ベスト新書）の一部を改編し、描き下ろしマンガを加えて再構成したものです。

中野信子（なかののぶこ）

脳科学者。東日本国際大学特任教授。横浜市立大学客員准教授。
1975年生まれ、東京大学工学部卒業、同大学院医学系研究科脳神経医学専攻博士課程修了。医学博士。2008年から10年まで、フランス国立研究所ニューロスピン（高磁場ＭＲＩ研究センター）に勤務。著書に「脳内麻薬　人間を支配する快楽物質ドーパミンの正体」（幻冬舎新書）、「脳はどこまでコントロールできるか？」（ベスト新書）ほか。

一瞬《いっしゅん》で人生《じんせい》が変《か》わる！

幸《しあわ》せをつかむ脳《のう》の使《つか》い方《かた》

2016年12月25日　初版第1刷発行

著　者　中野信子《なかののぶこ》

発行者　栗原武夫

発行所　KKベストセラーズ
〒170-8457東京都豊島区南大塚2-29-7
電話:03-5976-9121

DTP　株式会社オノ・エーワン

印刷所　錦明印刷株式会社

製本所　株式会社積信堂

ISBN978-4-584-13765-9 C0030